Confianza en ti mismo para las mujeres

Cómo aumentar la autoestima, superar la ansiedad social y potenciar tu vida para el éxito!
Una guía para dejar de dudar de ti mismo y ganar confianza.

<u>Carla Méndez</u>

Copyright 2021 por Carla Méndez - Todos los derechos reservados.

El siguiente Libro se reproduce a continuación con el objetivo de proporcionar información lo más precisa y fiable posible. Sin embargo, la compra de este libro puede considerarse como un consentimiento al hecho de que tanto el editor como el autor de este libro no son de ninguna manera expertos en los temas discutidos en el mismo y que cualquier recomendación o sugerencia que se hace aquí es sólo para fines de entretenimiento. Se debe consultar a los profesionales que sean necesarios antes de emprender cualquier acción respaldada en este libro.

Esta declaración es considerada justa y válida tanto por la American Bar Association como por el Comité de la Asociación de Editores y es legalmente vinculante en todo Estados Unidos.

Además, la transmisión, duplicación o reproducción de cualquiera de las siguientes obras, incluida la información específica, se considerará un acto ilegal, independientemente de si se realiza de forma electrónica o impresa. Esto se extiende a la creación de una copia secundaria o terciaria de la obra o de una copia grabada y sólo se permite con el consentimiento expreso por escrito de la Editorial. Todos los derechos adicionales están reservados.

La información contenida en las siguientes páginas se considera, en términos generales, una exposición veraz y exacta de los hechos y, como tal, cualquier falta de atención, uso o mal uso de la información en cuestión por parte del lector hará que cualquier acción resultante sea únicamente de su incumbencia. El editor o el autor original de esta obra no pueden ser considerados de ninguna manera responsables de los daños y perjuicios que puedan sufrir los lectores tras la utilización de la información aquí descrita.

Además, la información contenida en las páginas siguientes tiene únicamente fines informativos, por lo que debe considerarse universal. Como corresponde a su naturaleza, se presenta sin garantía de su validez prolongada ni de su calidad provisional. Las marcas comerciales que se mencionan se hacen sin el consentimiento por escrito y no pueden considerarse en modo alguno como un respaldo del titular de la marca.

Índice de contenidos

INTRODUCCIÓN 9

AUTOESTIMA Y CONFIANZA 12

    CONFIANZA VS. AUTOESTIMA 13
    5 SEÑALES PARA DETERMINAR SI TIENES POCA CONFIANZA EN TI MISMO 16
    1. INDECISIÓN CONSTANTE 16
    2. CENTRADO EN LA SEGURIDAD EXTERIOR 17
    3. DUDAR EN HABLAR 17
    4. INCAPACIDAD PARA ACEPTAR LAS CRÍTICAS 18
    5. RENDIRSE FÁCILMENTE 19

CÓMO LAS CREENCIAS LIMITANTES PUEDEN AFECTAR A TU AUTOESTIMA 20

    NUESTRAS INFLUENCIAS 21
    NUESTRAS EXPERIENCIAS 21
    CÓMO LAS CREENCIAS LIMITANTES TE IMPIDEN VIVIR TU VIDA .. 22
    IDENTIFICAR LAS CREENCIAS LIMITANTES 24

CÓMO SUPERAR TUS CREENCIAS LIMITANTES .. 26

    ELIJA EL RESULTADO QUE DESEA 27
    CUESTIONAR SUS CREENCIAS LIMITANTES 28
    CONSIDERA LAS CONSECUENCIAS DE TUS CREENCIAS LIMITANTES 29
    ELIGE UNA NUEVA CREENCIA POTENCIADORA 30
    CONDICIONA TU NUEVA CREENCIA 31

5 PASOS PARA CONSTRUIR UNA AUTOCONFIANZA SÓLIDA COMO UNA ROCA 33

    PASO 1: SALGA DE SU ZONA DE CONFORT 33
    PASO 2: CONOZCA SU VALOR 36
    PASO 3: CREA TU PROPIA FELICIDAD 38
    PASO 4: ESTAR PREPARADO PARA ACEPTAR EL CAMBIO 39

Paso 5: Estar presente 41

HÁBITOS DIARIOS PARA CONSOLIDAR Y AUMENTAR TU AUTOESTIMA 43

Perdónese a sí mismo 44
Haz crecer tus conocimientos 45
Cambie su autoexpresión 45
Afirmaciones prácticas 46
Comparaciones de paradas 47
Eliminar el juicio 48
Abandonar la culpa 49
Centrarse en los puntos fuertes 50
Aprender a decir NO 51
Rodéate de positividad 51
Mejórate a ti mismo 52
Incorporar el autocuidado 53
Dejar de lado el perfeccionismo 53
Celebrar las victorias diarias 54
Ejercer una fe apasionada 55
Establecer expectativas realistas 56
Esperar a tener confianza 56

CÓMO IDENTIFICAR Y SUPERAR LOS COMPORTAMIENTOS AUTODESTRUCTIVOS 58

3 señales de un comportamiento autodestructivo 59
Comprender el origen de todo esto 61
9 maneras de romper el ciclo del comportamiento autodestructivo 63

MEDITACIÓN PARA AUMENTAR LA CONFIANZA EN SÍ MISMO 68

Cómo empezar a meditar 70
1. Meditación consciente 70
2. Meditación de la respiración 72
3. Visualización 73

4. Anclaje..75

CÓMO UTILIZAR LAS AFIRMACIONES DE FORMA EFICAZ PARA CONSEGUIR UNA CONFIANZA SÓLIDA 77

Cómo utilizar las afirmaciones 78
Crea tus propias afirmaciones 80
Ejemplos de afirmaciones...83

CÓMO ESTABLECER Y ALCANZAR TODOS SUS OBJETIVOS 86

Cómo utilizar el enfoque SMART para la consecución de objetivos 87
Ejemplos de objetivos inteligentes...................................90
Otros consejos básicos 91
Deja de postergar tus objetivos 92

CÓMO AFRONTAR Y SUPERAR UN FRACASO 95

CONSTRUIR SU CONFIANZA SOCIAL (SUPERAR LA ANSIEDAD SOCIAL Y SER A PRUEBA DE BALAS) 102

¿Qué es la ansiedad social? 102
¿De dónde viene la ansiedad social? 103
Cómo superar la ansiedad social mediante la reestructuración cognitiva 105
Cómo crear una buena primera impresión.................... 108
Nadie es mejor que tú! 110
Reconectar con los amigos para reforzar la confianza en uno mismo 111

AUMENTE SU CONFIANZA EN SÍ MISMO CON SU LENGUAJE CORPORAL 115

CÓMO CONSEGUIR UN FÍSICO QUE TE DÉ CONFIANZA 123

CONOCER SU MISIÓN.. 131

  Carisma 132
  Estar en flujo 133
CONCLUSIÓN.. 135

Introducción

Todo el mundo desea tener confianza en sí mismo, pero muy pocos son capaces de desarrollarla en todas las facetas de su vida. La falta de confianza en uno mismo puede convertirse en el obstáculo más importante para encontrar la felicidad, el éxito y la plenitud.

Desgraciadamente, demasiadas personas son incapaces de ver los efectos que la baja confianza en sí mismos tiene en sus vidas, y culpan de sus fracasos a factores externos. Culpan a un escenario de citas difícil por no haber encontrado la pareja adecuada.

Están desesperados por encontrar un trabajo mejor pero no saben por dónde empezar porque el mercado laboral es muy competitivo. Desean poder seguir sus sueños pero no pueden permitirse el lujo de fracasar. A primera vista, este tipo de excusas parecen ser barreras externas legítimas que nos impiden encontrar la verdadera felicidad.

Sin embargo, cuando se examinan más a fondo, las justificaciones tienen su origen en la falta de confianza en uno mismo. Las experiencias pasadas han contribuido a desarrollar tu mentalidad actual, y el pasado, sin saberlo, nos atormenta cuando nos convertimos en adultos.

Como adultos, a menudo desperdiciamos una tonelada de energía intentando parecer seguros de nosotros mismos en lugar de desarrollar una confianza real. La importancia que la sociedad da a las apariencias externas sólo refuerza la presión de mostrar una falsa confianza.

Esto se acaba de intensificar con la popularidad de los reality shows y las redes sociales. Se ha convertido en la norma de nuestra sociedad aparecer de una manera ante todos los demás, en lugar de centrarse en hacer los cambios internos que nos permitirán alterar nuestro sentido del yo.

Por ejemplo, muchas personas publican imágenes retocadas en sus perfiles de las redes sociales con la esperanza de conseguir un montón de "me gusta" que les ayuden a aumentar su débil autoestima. Por lo tanto, la fachada de confianza se impone a la confianza genuina e inquebrantable.

Así, muchas personas tienen miedo de admitir que les falta confianza porque se considera una debilidad personal, mientras que otras desearían tener más confianza, pero no saben por dónde empezar.

Si sufres de falta de confianza, ésta seguirá frenándote, incluso si te vuelves experto en fingirla. La gran noticia es que puedes ser una de las pocas personas que aprenden a construir un nivel de autoconfianza innegable, persistente y genuino que no se verá afectado por las circunstancias externas.

Esta guía le proporcionará consejos y estrategias para desarrollar la confianza en todos los ámbitos de su vida. También aprenderás las formas en que puedes desarrollar un fuerte sentido de ti mismo y un amor propio incondicional para superar cualquier desafío que puedas enfrentar en tu vida.

La única diferencia entre los que tienen éxito y los que fracasan en la vida es la voluntad de seguir intentándolo. Tener confianza en ti mismo te proporcionará el impulso y la capacidad para trabajar hacia tus objetivos sin que tus creencias limitantes se interpongan en tu camino.

Capítulo 1
Autoestima y confianza

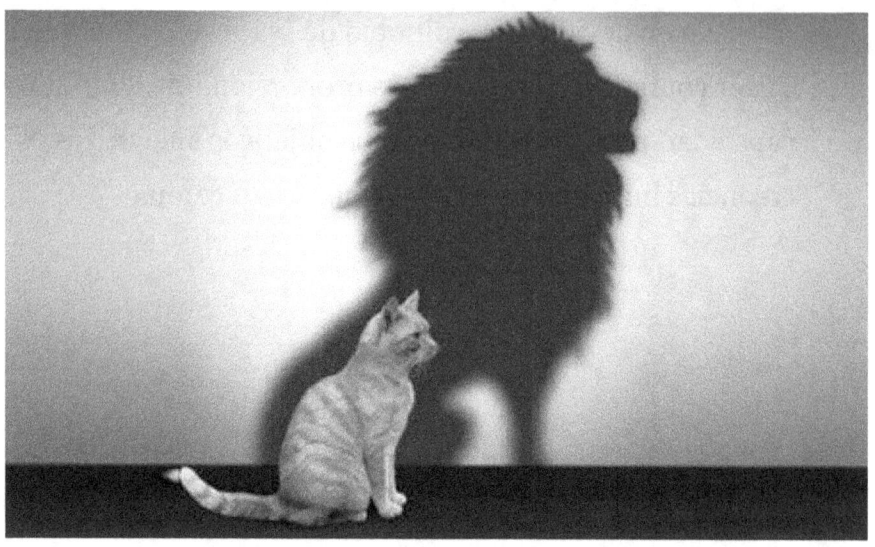

La autoestima y la confianza en sí mismo se utilizan a menudo indistintamente para describir el nivel de confianza, aplomo, autoestima y seguridad de una persona. Aunque estos dos conceptos suelen estar relacionados, no son lo mismo.
La principal diferencia es que la autoestima es una constante, mientras que la confianza es algo que fluctúa. Es vital que seas capaz de fomentar un fuerte sentido de ambos. Para ello, primero hay que entender los orígenes de ambas y cómo cada una de ellas puede verse afectada y modificada.

Confianza vs. Autoestima

La confianza en sí mismo es una parte importante de su bienestar general. Tener confianza te ayudará en tu carrera, en tus relaciones, en tu imagen personal, en tus interacciones y en otros aspectos de tu vida.

No es raro que alguien tenga mucha confianza en un área de su vida, pero sea inseguro en otra. Tener plena confianza y sentirse cómodo con uno mismo en todas las situaciones tiene un valor incalculable.

Cuando fomentas un fuerte sentido de la autoestima, te ayudará a tener más confianza en todos los ámbitos de tu vida. Aunque la confianza varía según las circunstancias, tu autoestima es una parte continua de tu auto concepto.

Cuanto mayor sea tu autoestima, más probable será que te sientas cómodo enfrentándote a diversas situaciones en tu vida. La autoestima es un rasgo subyacente que afecta directamente a cómo te percibes en todas las circunstancias.

La autoestima puede ser complicada porque una falta de autoestima se manifestará de diversas maneras.

La duda generalizada es una de las formas en que puede manifestarse la baja autoestima. Si tienes baja autoestima, es posible que asumas automáticamente que no serás bueno en una tarea y que te rindas o te sabotees inconscientemente para fracasar. Este es tu auto concepto tratando de demostrar por qué tiene baja autoestima.

Si fracasas repetidamente en diversas circunstancias, tu subconsciente te dice: "Te dije que esto pasaría". En cada situación a la que te enfrentes, la auto conversación negativa levantará su fea cabeza, diciéndote que vas a fracasar, que parecerás estúpido, que te avergonzarás y que los demás te juzgarán con dureza. Esta auto conversación negativa no es exacta, sino que se origina en la baja autoestima.

Los seres humanos somos criaturas sociales, lo que nos da la capacidad de captar indicadores de alta o baja autoestima. Son estos indicadores los que a menudo afectan a la forma en que respondemos a los demás. Los que tienen una alta autoestima son más propensos a conseguir un trabajo, crear conexiones sociales, entablar conversaciones, etc.

No es que la mayoría de la gente busque herir a los que tienen una baja autoestima de forma intencionada, es simplemente una tendencia natural de nosotros a sentirnos atraídos por los que exhiben confianza. Todos somos seres egoístas, que tratan innatamente de salir adelante y cuando alguien exuda confianza, indica que puede ayudarnos a salir adelante en la vida.

La forma en que nos presentamos puede ser una clara indicación para quienes nos rodean de nuestros niveles de confianza y autoestima.

Las señales físicas, como encorvarse, hablar con timidez o una mirada constante hacia abajo, indican una baja autoestima.

Durante las conversaciones, la expresión de dudas, la verbalización frecuente de una necesidad de reafirmación o la indecisión, son también signos claros de baja autoestima. Es relativamente fácil ver este tipo de señales en niños pequeños y adolescentes; sin embargo, muchos adultos han aprendido a ocultar sus inseguridades.

Muchos de nosotros hemos adoptado la actitud de fingir hasta conseguirlo.

Por desgracia, estamos tan centrados en fingir que nunca trabajamos para solucionar los problemas subyacentes.

Otra forma en la que se manifiesta la baja autoestima es una perspectiva dependiente de la confianza. Se manifiesta cuando una persona depende totalmente de sus logros para alimentar su autoestima. Esto es mucho más difícil de detectar en nosotros mismos y en otras personas.

Este tipo de baja autoestima hace que tengamos la necesidad de tener éxito en todo para poder sentirnos bien con nosotros mismos.

También pueden sentir el impulso de menospreciar a los demás para sentirse superiores, lo que alimenta su confianza temporalmente. El factor crítico en estos casos depende siempre de factores externos y es siempre temporal.

El resultado es la necesidad continua de alimentar al monstruo de la autoestima en un intento de escapar de tus verdaderos sentimientos. Es un círculo vicioso y agotador que es incompatible con la paz, la felicidad y la verdadera autoestima.

Si sabes cómo reforzar tu confianza en cualquier situación, te ayudará a desarrollar tu autoestima en general. La confianza en situaciones separadas es un bloque de construcción necesario para volver a entrenar tu mente para pensar con más confianza.

A medida que la confianza se vuelve más natural, la autoestima crece y se convierte en parte de tu auto concepto. Por lo tanto, desarrollar una autoestima inquebrantable, así como saber cómo fomentar la confianza en situaciones específicas de forma eficaz, son dos componentes esenciales para el éxito y el bienestar. Entonces, ¿cómo saber si te falta confianza y tienes baja autoestima?

5 señales para determinar si tienes poca confianza en ti mismo

Aquí hay 5 señales para determinar si necesitas trabajar en tu autoestima y confianza.

1. Indecisión constante

Estar indeciso suele ser una señal de que no confías en ti mismo para tomar la decisión correcta. La duda y las inseguridades acompañan a esto.

Las personas que carecen de autoestima suelen estar plagadas de dudas sobre sí mismas. Ser indeciso en muchas situaciones puede indicar una baja autoestima, mientras que tenerla en una o dos situaciones puede mostrar una falta de confianza en esas situaciones concretas.

Por ejemplo, si es usted un nuevo empresario, es posible que pase más tiempo tomando decisiones que un empresario experimentado porque se cuestiona a sí mismo con frecuencia. A medida que aprenda y desarrolle las habilidades adecuadas, aumentará su confianza. Así, el conocimiento y la experiencia mejorarán la confianza en situaciones individuales.

2. Centrados en la seguridad exterior

La autoestima proviene de la seguridad en uno mismo, lo que significa que uno tiene confianza en todas las situaciones y no se deja influir por las opiniones de los demás. Un síntoma de baja autoestima suele ser la frecuente fluctuación de tu estado de ánimo en función de las acciones de los demás.

De nuevo, si esto sólo ocurre en unas pocas situaciones, simplemente indica que puedes tener una falta de confianza en esas áreas. Sin embargo, si es un tema recurrente en todas las situaciones, es una indicación de que tienes una baja autoestima.

Por ejemplo, si siempre necesita que le digan que está bien para sentirse bien con su aspecto, es probable que tenga poca confianza en su imagen personal. Si también necesitas que te tranquilicen constantemente en el trabajo, en las relaciones y en las interacciones sociales, esto probablemente indica que tienes una baja autocstima.

3. Dudan en hablar

Ser reacio a expresar tus opiniones es otra señal de que podrías tener baja autoestima y falta de confianza. Indica una duda subyacente en lo que tienes que decir. Puede significar que no estás seguro de que tu opinión sea válida, o que te dices a ti mismo que a los demás no les interesa lo que tienes que decir. Puede que temas que, al hablar, provoques la antipatía de los demás.

Tener poca confianza en un área concreta puede hacer que dude en expresar su opinión porque puede temer no tener suficiente conocimiento en ese campo. Si eres un nuevo empresario y asistes a un evento de networking, es posible que no te sientas seguro de compartir tus ideas con un veterano de 20 años.

Si temes hablar continuamente, es un indicio de que padeces una baja autoestima generalizada. Esto puede provocar pensamientos negativos de duda que, en última instancia, te impiden hablar.

4. Incapacidad para aceptar las críticas

Estar centrado en las seguridades externas y no aceptar las críticas suele coincidir en las personas con baja autoestima. Cuando se necesita la aprobación de los demás para sentirse bien, escuchar las críticas puede resultar demoledor. Para estos individuos, las críticas se toman siempre como un ataque personal al ego, en lugar de considerarlas como una retroalimentación.

Cuando se sufre de baja autoestima, las opiniones de los demás se valoran más que la propia autoestima, las críticas se toman como verdades, en lugar de meras opiniones. Cuando se tiene una alta autoestima, se utilizan estas críticas como una retroalimentación útil y se es capaz de escucharlas y descartarlas como una opinión falsa.

5. Ríndete fácilmente

La duda sobre uno mismo es una causa y un síntoma importante de la baja autoestima. Nadie es un experto cuando intenta algo por primera vez, y se requiere perseverancia y superar los obstáculos antes de tener éxito en algo. Alguien con una autoestima vacilante puede sentirse fácilmente derrotado cuando fracasa la primera vez.

Aunque la confianza en uno mismo puede ser inestable cuando se embarca por primera vez en una nueva empresa, con el nivel adecuado de autoestima, podrá averiguar cómo puede aumentar su confianza.

Cuando se tiene una baja autoestima, la confianza vacilante puede llegar a ser abrumadora, lo que hace que se abandone, protegiéndose de las posibles consecuencias y del malestar que puede suponer el fracaso.

Capítulo 2
Cómo las creencias limitantes pueden afectar a tu autoestima

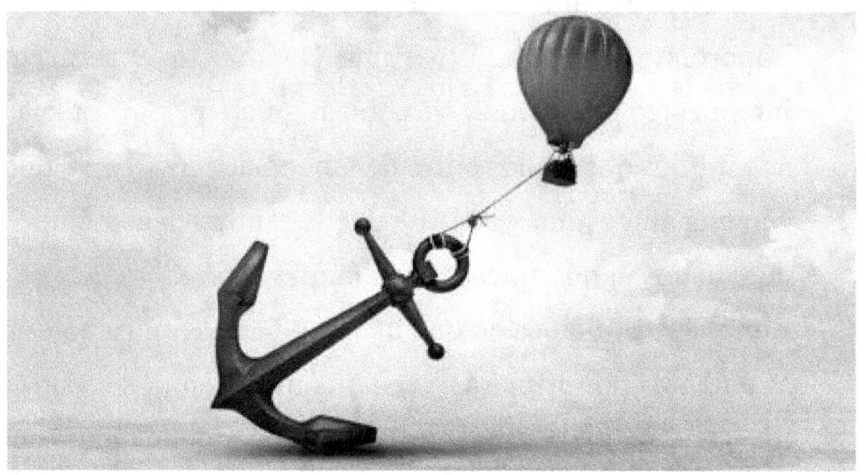

Muchas personas sufren de baja autoestima debido a sus creencias limitantes. Las creencias limitantes son creencias ciegas y poco saludables que te impiden y limitan alcanzar el éxito en tu vida.

Son muros de prisión autoimpuestos que has construido para protegerte del miedo al fracaso y la humillación. Es una etiqueta falsa que te pones para encerrarte en un capullo de seguridad.

El miedo a salir de tu zona de confort es tan intenso que te rindes al primer obstáculo que te encuentras. En última instancia, te impiden ir en pos de tus sueños. Nuestras creencias provienen de dos fuentes, nuestras experiencias y nuestras influencias.

Nuestras influencias

Desde una edad temprana, nos bombardean con opiniones e información de nuestra familia, la sociedad y las personas más cercanas a nosotros. A medida que crecemos y establecemos vínculos con nuestros compañeros y otras personas, nuestra mente consciente y subconsciente sigue absorbiendo, filtrando y procesando la información.

Todas las interacciones que tenemos a diario nos influyen para pensar, actuar y creer de una determinada manera. La mayor parte de esto ocurre de forma subconsciente.

Si creció en un hogar que creía que la familia siempre es lo primero, lo más probable es que tenga una familia unida y bien conectada.

Si creciste rodeado de gente que piensa que los ricos tienen suerte y se llevan todas las ventajas, lo más probable es que creas que tu capacidad de hacerte rico es una subida empinada e imposible. Si creciste en una familia que cree en una buena educación, es probable que creas lo mismo y ahora esperes que tus hijos también reciban una buena educación.

Nuestras experiencias

Aprendemos de cada experiencia que encontramos en la vida. Que aprendamos conscientemente de la experiencia o no, no importa. En cualquier caso, nuestra mente tiende a formar creencias basadas en experiencias únicas y significativas o en experiencias acumuladas de la misma naturaleza.

De hecho, muchas de nuestras creencias limitantes son el resultado de nuestras experiencias. De niño, si sacas un mal resultado en un examen de ciencias, puedes empezar a creer que la ciencia es una asignatura que nunca entenderás ni tendrás éxito.

Si te han engañado repetidamente en tus relaciones, puedes pensar que no hay gente buena en el mundo y que nunca encontrarás el amor. Si te han rechazado para un ascenso en el trabajo, puedes creer que no estás cualificado para rendir a un nivel superior.

Tanto nuestras influencias como nuestras experiencias contribuyen a determinar cuáles son nuestras creencias, que suelen formarse durante nuestra infancia. Cuando empiezas a entender de dónde vienen tus opiniones, puedes empezar a cuestionarlas y, en última instancia, a cambiarlas.

Cómo las creencias limitantes te impiden vivir tu vida

A lo largo de tu vida, has construido creencias sobre ti mismo y sobre el mundo, que pueden contribuir directamente a tu forma de vida. Lo sorprendente es que estas creencias también pueden tener un efecto físico en ti.

Cuanto más reforzada esté la idea, más impacto puede tener en tu cuerpo. Lo sepas o no, tu cuerpo muestra la manifestación física y mental de las creencias limitantes que rodean tu autoimagen.

Tus creencias limitantes harán que sientas que nunca serás capaz de alcanzar un objetivo. Esto puede hacer que disminuya tu confianza en ti mismo, perdiendo finalmente tu autoestima en el proceso.

A medida que su autoestima se tambalea, puede empezar a evitar probar cosas nuevas e ir a nuevas aventuras porque creerá que los riesgos y peligros que rodean la experiencia son destructivos e incluso fatales.

Esto hará que te quejes a los demás y eches la culpa, sin descubrir el origen subyacente del problema. Esto puede dar lugar a que empieces a perder el equilibrio que deseas en la vida y que es necesario para mantenerla sana y en funcionamiento.

Las creencias limitantes tienden a causar un auto-juicio que no es saludable, llevándote a sentir la necesidad de poner una máscara y esconder tu verdadero yo del mundo. El miedo a no aceptar quién eres puede hacer que pierdas tu identidad sin darte cuenta.

Las creencias limitantes que tienes pueden provocar también cambios físicos en el cuerpo. Esto incluye agitación continua y persistente, depresión, ansiedad, indecisión, mal humor, mareos y otros problemas emocionales.

Esto puede cambiar tu forma de ser y de hablar con los demás. El tono de tu discurso cambia y tenderás a ser negativo. Puede hacer que siempre encuentres formas de quejarte y culpar a los demás de tus problemas y fracasos.

Identificar las creencias limitantes

El primer paso para superar tus creencias limitantes es identificarlas. Vivir con tus creencias limitantes puede llevarte a vivir una vida mediocre, muy diferente a tu potencial.

Por desgracia, las creencias limitantes pueden ser difíciles de identificar.

Antes de que puedas empezar a identificar tus creencias limitantes, tienes que aprender a controlar tu autoconversación y ser consciente de los juicios que hace tu subconsciente.

Al saber cómo hacer un seguimiento de la forma en que te hablas a ti mismo, podrás identificar las creencias limitantes que pasan por tu mente durante las conversaciones.

Deshacerte del sesgo de tu mente subconsciente es otro paso vital para encontrar tus creencias limitantes.

Algunas de las creencias limitantes más comunes son

- No puedo ser mi verdadero y auténtico yo porque me juzgarán.
- No puedo enamorarme porque se me romperá el corazón.
- No puedo pedir lo que quiero porque me rechazarán.
- No puedo confiar en la gente porque acabarán traicionando mi confianza.

- No puedo perseguir mis sueños porque lo más probable es que fracase.
- No necesito tener éxito, así que ni siquiera voy a esforzarme por conseguirlo.
- Es demasiado tarde para perseguir mis sueños.
- No soy nada especial porque nunca he conseguido nada excepcional.
- No merezco la felicidad porque no soy lo suficientemente bueno.
- Odio mi aspecto, y no hay nada que pueda hacer para cambiar.
- Soy demasiado débil y nunca podré encontrar la fuerza para cambiar.

Capítulo 3
Superar sus creencias limitantes

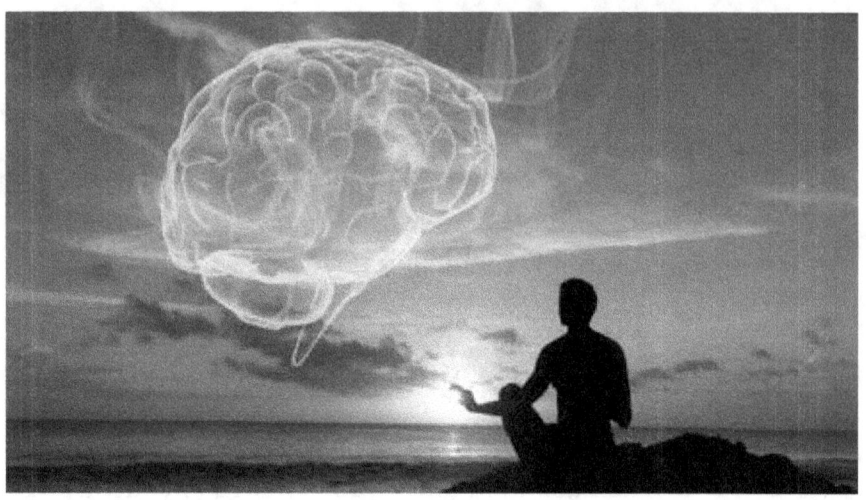

Ahora que has identificado tus creencias limitantes, es el momento de trabajar para superarlas. Desgraciadamente, la mayoría de las personas no dan los pasos necesarios para hacerlo porque creen que, al ser conscientes de sus creencias limitantes, podrán pensar de forma diferente sobre sus circunstancias y sus vidas.

Aunque ser consciente de tus creencias limitantes te animará a pensar en ellas de forma diferente, un número importante de tus creencias limitantes tienen una tonelada de inversión emocional detrás, que es en definitiva donde reside el problema.

Cuando se tiene un enorme nivel de emoción invertido en algo, esto puede crear una barrera para el cambio. Para lograr un cambio duradero, tienes que cortar tus ataduras. De hecho, cuanto más profunda sea la convicción o la creencia, más difícil te resultará el proceso y más tiempo te llevará.

La piedra angular de cualquier cambio que quieras hacer es la voluntad de adaptarte a las condiciones y circunstancias cambiantes que te rodean. Esto es especialmente cierto cuando se trata de cambiar tus creencias limitantes.

Elija el resultado que desea

El primer paso que tienes que dar para superar tus creencias limitantes es elegir el resultado que deseas. Cuando eliges tu resultado deseado, eres capaz de ganar más claridad sobre qué es lo que te gustaría cambiar en tu vida.

Tienes que hacerte algunas preguntas difíciles y considerar a fondo tus respuestas. Tienes que preguntarte a ti mismo:

- ¿Qué objetivos me gustaría alcanzar?
- ¿Qué me impide actualmente alcanzar mis objetivos?
- ¿En qué tipo de persona me gustaría convertirme idealmente?
- ¿Qué quiero cambiar específicamente?
- ¿Qué creencias concretas no me funcionan?
- ¿Qué creencias limitantes me impiden alcanzar los resultados deseados?

Una vez que tengas claras las creencias limitantes que te frenan, podrás iniciar el proceso de superación de estas creencias limitantes y aumentar tu autoestima.

Cuestionar sus creencias limitantes

Es importante recordar que tus creencias limitantes son tan fuertes como las referencias que las apoyan. A menudo, las creencias limitantes que tienes tienen una plétora de referencias que han ayudado a influir y cambiar tu perspectiva de la realidad.

Es importante recordar que estas referencias empezaron como ideas, que se convirtieron en opiniones, que luego se convirtieron en tus creencias. Si quieres cambiar tus creencias limitantes, tienes que cambiar tu perspectiva y tu opinión sobre ellas. Puedes empezar a poner en duda tus creencias limitantes preguntándote a ti mismo:

- ¿Es correcta la creencia?
- ¿Siempre he creído esto? ¿Por qué?
- ¿Hubo algún momento en que no lo creí? ¿Por qué?
- ¿Hay pruebas que puedan refutar esta creencia limitante?
- ¿Hay momentos en los que esta creencia no tiene sentido racional?
- ¿Me ayudará esta creencia a conseguir lo que quiero? ¿Me ayudará a alcanzar mis objetivos?
- ¿Cuál es la manera opuesta de pensar en esta creencia? ¿De qué manera es útil?

Estas preguntas están diseñadas para ayudarle a aumentar la perspectiva y las posibilidades de tu situación. Su objetivo es animarte a pensar de forma diferente, para que puedas empezar a cambiar tu forma de pensar sobre tus creencias limitantes.

Considera las consecuencias de tus creencias limitantes

Ahora que has empezado a arrojar algunas dudas sobre tus creencias limitantes, es el momento de que consideres las posibles consecuencias de aferrarte a tus creencias limitantes. Para ello, tienes que pensar largo y tendido en las siguientes preguntas.

- ¿Cuáles serán las consecuencias si no soy capaz de hacer este cambio y eliminar esta creencia limitante?
- ¿Cómo me afectará emocionalmente no hacer un cambio? ¿Físicamente? ¿Financieramente? ¿Espiritualmente? ¿En mis relaciones?
- ¿Cómo afectará a mi vida el hecho de no hacer un cambio?
- ¿Hay consecuencias a corto plazo por no cambiar mi vida? ¿Cuáles son?
- ¿Hay consecuencias a largo plazo?
- ¿Por qué es tan importante hacer este cambio ahora?

Cuanto más dolor esté asociado con el aferramiento a tus creencias limitantes, mayor será la motivación que tendrás para hacer cambios positivos en tu vida. Por eso es esencial pasar por cada una de estas preguntas, una a la vez para experimentar plenamente el dolor. Quieres sentir la rabia, pensar en los remordimientos, experimentar la culpa y permitirte llorar.

Elige una nueva creencia potenciadora

Para avanzar después de haber considerado las consecuencias de aferrarte a tus creencias limitantes, tienes que elegir una nueva creencia potenciadora. Es vital que te asegures de que esta nueva creencia es creíble. Si no es una creíble, hay muchas posibilidades de que no puedas condicionar tu psique.

Para desbloquear tu nueva creencia potenciadora, tienes que considerar el objetivo que quieres alcanzar, la persona en la que quieres convertirte y los valores fundamentales que quieres mantener. Una vez que hayas considerado todo esto, tienes que hacerte las siguientes preguntas desde la perspectiva de una tercera persona:

- ¿Qué podría creer esta persona mientras persigue este objetivo?
- ¿Qué creería esta persona sobre sí misma?
- ¿Qué creería esta persona sobre su objetivo?
- ¿Cómo es su actitud? ¿Cómo piensan en la meta?
- ¿Cómo pensarían en los obstáculos que encuentran a lo largo del viaje?

Ahora, debes tomarte un tiempo para considerar las ventajas de esta nueva creencia potenciadora y cómo puede mejorar tu vida y tus circunstancias. Pregúntate lo siguiente:

- ¿Qué beneficios puedo esperar del uso de esta nueva creencia?
- ¿Cómo me ayudará a alcanzar mis objetivos?
- ¿Cómo cambiará mi vida a mejor?
- ¿Cómo ayudará a largo y corto plazo?
- ¿Cómo me hará sentir esta nueva creencia sobre mí mismo?
- ¿Cómo me va a permitir esta nueva creencia seguir adelante?
- ¿Por qué es importante?

Cuantas más razones puedas encontrar, mayor será tu motivación para romper tus viejos patrones de comportamiento y sustituirlos por un nuevo sistema de creencias que te empodere.

Condiciona tu nueva creencia

Ahora que te has comprometido a cambiar tus creencias limitantes por otras nuevas y potenciadoras, el siguiente paso es empezar a condicionar tus nuevas creencias en tu psique de forma progresiva.

Una forma de hacerlo es a través del proceso de visualización. Dedica un tiempo diario a visualizarte a ti mismo, en tu imaginación, utilizando tu nueva forma de pensar en tus actividades cotidianas. Fíjate especialmente en las acciones que realizas, en las decisiones que tomas, en cómo hablas con los demás y en cómo te hablas a ti mismo.

Piensa en tu nueva actitud y en cómo tus nuevas creencias te van a ayudar a manifestar la vida que quieres. En esencia, estás imaginando un nuevo tú en tu mente.

Otro proceso que puedes utilizar es el de anclar esta nueva creencia para condicionarla en tu sistema nervioso. Esto implica anclar una sensación que es física a su cuerpo que le permitirá automáticamente entrar en un estado mental óptimo que corresponde a su nueva creencia potenciadora. No es fácil superar tus creencias limitantes, pero con una cantidad significativa de trabajo, introspección y tiempo, podrás superar las creencias limitantes que te han estado frenando y construir tu autoestima.

En los próximos capítulos, veremos con más detalle las creencias limitantes que suelen aquejar a las personas con poca confianza en sí mismas y cómo eliminarlas utilizando las estrategias adecuadas.

Capítulo 4

5 pasos para construir una autoconfianza sólida como una roca

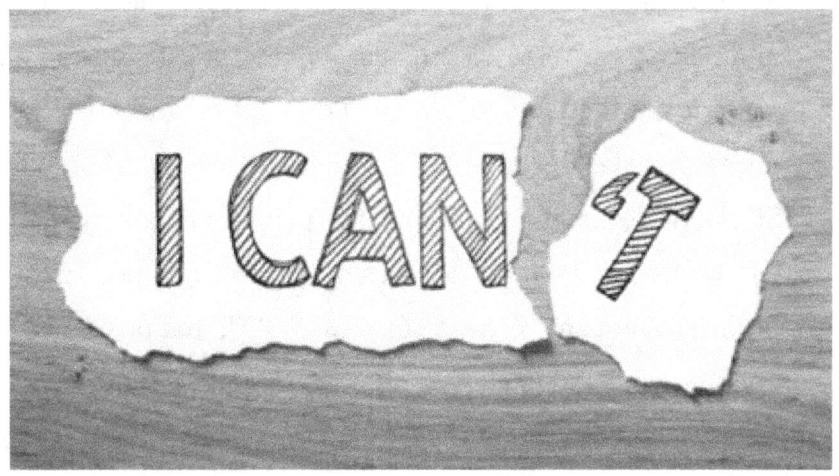

Construir la confianza en uno mismo es un proceso continuo que necesita determinación y energía. Aquí tienes algunos pasos que debes tener en cuenta cuando intentes construir la tuya:

Paso 1: Salga de su zona de confort

Si quieres tener una confianza inquebrantable, tienes que estar dispuesto a salir de tu zona de confort para poder hacer cosas fuera de lo común. Tienes que despertar ese impulso que arde dentro de ti para ser extraordinario.

Tal vez tenga una idea brillante que cree que podría beneficiar a su empresa, pero no sabe cómo compartirla con su jefe. Tal vez tengas un enamoramiento al que nunca te has atrevido a acercarte.

El problema que conlleva no actuar según estos deseos es que te estancarás justo donde estás. La verdad es que cuando no exploras nuevas experiencias, estás dejando que el miedo te quite el sol. Simplemente estás cavando más profundo en tu zona de confort. El agujero en el que has estado sentado durante varias décadas.

Sí, puede ser intimidante hacer la primera aproximación a lo desconocido, arriesgándose a ser avergonzado por los fracasos. Pero si lo piensas bien, es sólo "MIEDO", una falsa evidencia que parece real. ¿Qué es lo peor que podría pasar? A menudo, sólo estás pensando demasiado. Salir de tu zona de confort puede ser muy desalentador, pero es importante si deseas cumplir el propósito de tu vida y tener una confianza inquebrantable. Esta podría ser la forma de demostrarte a ti mismo que puedes lograr cualquier cosa que te propongas. Después de todo, ¿qué es lo peor que puede pasar? Puedes compartirlo con tu jefe y llevar a la empresa al éxito, o el jefe simplemente lo rechaza. Puedes invitar a salir a esa chica o chico, y ellos pueden decir que sí o que no - También obtienes tu respuesta sin perder demasiado tiempo adivinando. En cualquier caso, es una situación en la que todos ganan.

El secreto para tener una confianza sólida empieza por ti.

Una cosa que te diré con seguridad es que para salir de tu zona de confort, tienes que empezar por establecer micro-metas que eventualmente se sumarán a la imagen más grande. Los micro objetivos se refieren simplemente a pequeñas partes del objetivo más grande que tienes. Cuando divides tus objetivos más grandes en trozos, conseguirlos se convierte en algo muy fácil, y te divertirás mucho mientras lo haces. Además, esto te dará el impulso necesario para seguir empujando hasta que alcances tu objetivo.

Suponemos que tienes una idea o estrategia de negocio que te gustaría compartir con tu jefe pero no te has atrevido a hacerlo. Lo que puedes hacer en su lugar es dividir tu resultado principal en objetivos más pequeños que acaben produciendo resultados similares. Da pequeños pasos para empezar, por pequeños que sean. En lugar de dar el gran salto y sentirte abrumado, empezar con algo pequeño te quitará la presión. Cuando haces esto, simplemente haces que las cosas sean bastante fáciles de digerir y que el seguimiento sea fácil. Así que te gusta esa chica o chico y no tienes valor para decirle cómo. Pero es posible que él o ella no estén solteros en primer lugar. Así que tu micro objetivo debería ser establecer una relación con ellos antes de sumergirte en lo más profundo. Incluso antes de pedirles una cita, conoce quiénes son iniciando una breve conversación con ellos. ¿No es eso mejor? No parece que les estés acosando.

Dicho esto, tienes que valorar que cuando estableces micro objetivos, te permite salir de tu zona de confort. A medida que vayas consiguiendo tus micro objetivos uno tras otro, te darás cuenta de que cada pequeña victoria puede ayudarte a conseguir la confianza que necesitas para seguir adelante. Ponte el reto de que vas a hacer algo fuera de lo común cada día y verás cómo aumenta tu confianza.

Paso 2: Conozca su valor

¿Sabías que las personas con una confianza sólida como una roca suelen ser muy decisivas? Una cosa que es bastante admirable en las personas de éxito es que no se toman demasiado tiempo tratando de tomar pequeñas decisiones. Sencillamente, no analizan demasiado las cosas. La razón por la que pueden tomar decisiones rápidas es que ya conocen el panorama general, el resultado final.

Pero, ¿cómo se puede definir lo que se quiere?

El primer paso es definir tus valores. Según el autor Tony Robbins, hay dos valores principales distintos: los valores finales y los valores de los medios. Estos dos tipos de valores están relacionados con el estado emocional que deseas: felicidad, sensación de seguridad y satisfacción, entre otros.

Valores medios

Simplemente se refieren a las formas en las que puedes desencadenar la emoción que deseas. Un muy buen ejemplo es el dinero, que a menudo sirve como medio, no como fin. Es una cosa que le ofrecerá libertad financiera, algo que usted desea y, por lo tanto, es un valor de medio.

Valores finales

Esto se refiere a las emociones que buscas, como el amor, la felicidad y la sensación de seguridad. Son simplemente las cosas que te ofrecen los valores de tus medios. Por ejemplo, el dinero te dará seguridad y estabilidad financiera.

En otras palabras, el valor de los medios son las cosas que crees que deseas para que finalmente consigas los valores finales. Lo más importante es que tengas claro lo que valoras para que puedas tomar decisiones informadas mucho más rápido. Esto, a su vez, te dará un fuerte sentido de identidad, y de ahí sacas una confianza eterna. Tienes que tener el control de tu vida y no al revés.

Una forma de hacerlo es asegurándose de definir sus valores finales. Puedes empezar por dedicar al menos una o dos horas a la semana a escribir cuáles son tus valores finales. Para conseguirlo, empieza por establecer cuáles son los valores que te gustaría perfeccionar para llegar a la vida de tus sueños. Algunas de las preguntas que pueden ayudarte a poner las cosas en perspectiva son

- ¿Cuáles son algunas de las cosas más importantes en su vida?
- ¿Hay cosas que no te importan en tu vida?
- Si tuviera que tomar una decisión difícil, ¿cuáles son algunos de los valores que mantendrá y cuáles son los que dejará de lado?

- Si tiene o tuvo hijos, ¿cuáles son algunos de los valores que les inculcará?

Paso 3: Crea tu propia felicidad

La felicidad es una elección, y también los mejores obstáculos son las limitaciones autogeneradas, como pensar que no eres digno de ser feliz.

Si no te sientes merecedor de la alegría, entonces tampoco crees que te mereces las cosas buenas de la vida, las cosas que te hacen feliz y eso será precisamente lo que te impide ser feliz. Puedes ser más feliz. Depende de tu selección de aquello en lo que te concentras. Por lo tanto, elige la felicidad.

La felicidad no es algo que te ocurra. Es una elección, pero requiere esfuerzo. No esperes a que otra persona te haga feliz porque puede ser una espera eterna. Ninguna persona o circunstancia externa puede hacerte feliz.

La felicidad es una emoción interior. Las circunstancias externas son responsables de sólo el 10% de tu felicidad. El otro 90% es cómo te comportas ante esas condiciones y qué actitud adoptas. La receta científica para la felicidad es condiciones externas 10%, genes 50% y actividades intencionales -ahí es donde entran el aprendizaje y los ejercicios- 40%. Algunas personas nacen más felices que otras, pero si naces más infeliz y practicas los ejercicios, acabarás siendo más feliz que alguien que haya nacido más alegre y no los haga. Lo que ambas ecuaciones tienen en común es la mínima influencia de las condiciones externas en nuestra felicidad.

Solemos suponer que nuestra situación tiene un impacto mucho mayor en nuestra felicidad. Lo interesante es que la felicidad suele encontrarse cuando se deja de buscarla. Disfruta de cada momento. Espera milagros y oportunidades en cada esquina, y tarde o temprano te encontrarás con ellos. En lo que te concentres, podrás ver más. Elige concentrarte en las oportunidades, decide centrarte en lo bueno y elige centrarte en la felicidad. Crea tu propia felicidad.

Paso 4: Estar preparado para aceptar el cambio

¿Alguna vez se ha obsesionado con el futuro o el pasado? Esto es algo que muchos de nosotros hacemos. Sin embargo, la cuestión es que la persona que eras hace cinco años o que serás dentro de cinco años es muy diferente de la que eres ahora.

Te darás cuenta de que hace cinco años, tus gustos, intereses y amigos eran diferentes de lo que son hoy y lo más probable es que sean diferentes dentro de cinco años. La cuestión es que es fundamental que aceptes quién eres hoy y sepas que eres una evolución activa.

Según las investigaciones realizadas por Carol Dweck, está claro que los niños obtienen buenos resultados en la escuela cuando adoptan una mentalidad de crecimiento. De hecho, con la mentalidad de crecimiento, creen que pueden hacerlo bien en una determinada asignatura. Esto es todo lo contrario de lo que experimentan los niños con una mentalidad fija porque creen que lo que son y todo lo que tienen es permanente. Por lo tanto, tener la noción de que no pueden crecer sólo limita su confianza.

Lo que debes hacer para abrazar todo lo que eres es dejar de juzgarte a ti mismo. La mayor parte del tiempo, estamos fuera juzgando a la gente por lo que dicen, cómo lo dicen, lo que llevan y sus acciones. De la misma manera, nos juzgamos a nosotros mismos en nuestra cabeza comparando nuestro pasado y nuestro presente.

Para que desarrolles un fuerte sentido de la confianza, es importante que empieces por vencer el hábito del auto juicio y la crítica negativa. Sí, esto es algo que puede resultar difícil al principio, pero cuando empiezas a practicarlo, te das cuenta de lo regresivo que era.

Puedes empezar por elegir al menos uno o dos días a la semana en los que evites hacer cualquier tipo de juicio. Si no tienes nada bueno que decir, no lo digas. Si hay un pensamiento negativo que cruza tu mente, lo sustituyes por uno positivo.

Poco a poco, tu mente empezará a prepararse para un estado de no juicio, y pronto se convertirá en tu estado mental natural. Esto no sólo te ayudará a abrazar a los demás, sino también a aceptarte a ti mismo por lo que realmente eres.

Paso 5: Estar presente

Suena sencillo, ¿verdad? Es importante y necesario que construyas tu confianza. Al estar presente, simplemente permites que tu mente, cuerpo y alma se dediquen a la tarea que tienes entre manos.

Imaginemos que hablamos con alguien que no escucha lo que decimos. Esto es algo que probablemente nos ha ocurrido a un buen número de nosotros. ¿Cómo se ha sentido? Por otro lado, imagina que hablas con alguien y sientes que eres la única persona en la sala. Se siente muy especial, ¿no?

La razón por la que te sientes especial es que ellos estaban presentes en ese momento. Prestaron mucha atención a lo que decías, sintiendo cada emoción contigo. Se involucraron en la conversación a un nivel más profundo. De este modo, puedes retener la información sin dejar de experimentar la empatía.

Para estar presente, tienes que desarrollar un doble control mental. Esto significa sencillamente que debes hacer un chequeo mental de ti mismo con regularidad. Para ello, tienes que desarrollar un disparador mental o un calendario en el que te preguntes dónde está tu mente. Este es el momento en el que actúas como observador de tu mente.

¿Está pensando en reservar una cena mientras está en una reunión? ¿Crees que no eres lo suficientemente bueno? Sacarte de estos pensamientos negativos significa que te revises mentalmente cada cierto tiempo. Una vez que tengas la respuesta a tu pregunta, respira profundamente y vuelve a centrarte en tus cosas más importantes.

Capítulo 5
Hábitos diarios para consolidar y aumentar tu autoestima

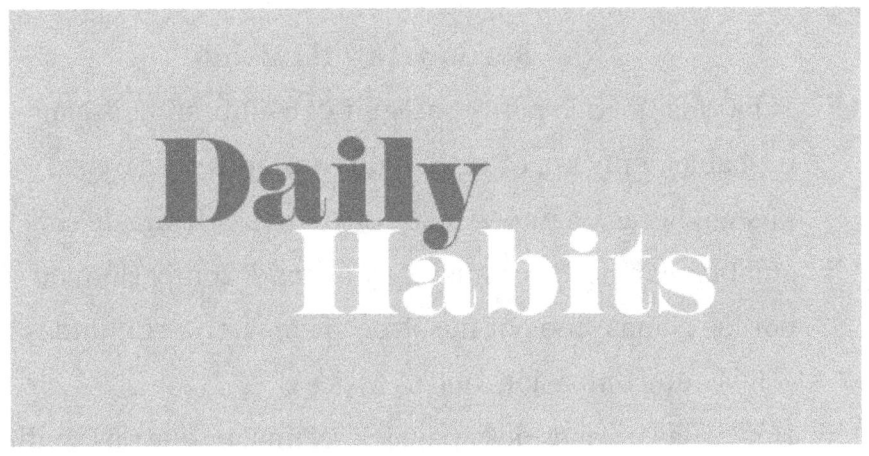

Ahora que has descubierto cómo identificar y superar tus creencias limitantes, puedes empezar a reconstruir tu confianza en ti mismo aumentando tu autoestima. Para ello, primero tienes que cambiar tu autopercepción.

Tienes que cambiar tu forma de mirarte y de verte a ti mismo. Todo el mundo tiene una autopercepción. Todo el mundo tiene una imagen mental en su mente de quiénes son, de lo que son capaces y hacia dónde van.

Si sufres de baja confianza en ti mismo, tienes una visión negativa de estas cosas. Probablemente sientas que no vales gran cosa y que todo lo que intentes resultará en mediocridad o fracaso.

Tienes que trabajar en tu autopercepción si quieres aumentar tu autoestima y reforzar tu confianza en ti mismo. Para iniciar el proceso de mejora de tu autoestima, tienes que incorporar estos hábitos diarios a tu vida.

Perdónate a ti mismo

Si hay algún atajo para conseguir una autoestima sana, probablemente sea éste. Cuando consigues perdonarte a ti mismo, llevas tu autoestima a otro nivel. Se trata de ser amables con nosotros mismos y de tener compasión, no sólo por los demás sino por nosotros mismos. (No confundas esto con la autocompasión, que es tóxica).

Una de las razones de la baja autoestima es que nos sentimos culpables por algo que hemos hecho o dejado de hacer, por lo que es fundamental perdonarse a uno mismo. En cuanto lo hagas, tu autoestima aumentará y también serás capaz de perdonar a los demás.

Sé indulgente contigo mismo, acepta tus errores y jura no repetirlos nunca, perdónate por tus defectos (sólo eres humano y no tienes que ser perfecto) y trabaja en tus propias fortalezas. Perdónate por tus pecados y no los repitas si es posible.

Los cambios que verás cuando descubras cómo perdonarte a ti mismo son absolutamente notables. Ocasionalmente los trastornos desaparecen; ocasionalmente el auto perdón despeja el bloqueo energético anterior para permitir que la riqueza llegue a tu vida. Sólo hazlo y ve lo que el perdón va a hacer por ti en tu vida.

Aumente sus conocimientos

Otro paso para aumentar tu confianza es asegurarte de que adquieres conocimientos tanto en tus actividades personales como profesionales. Siempre hay un área en la que sientes que estás limitado en conocimiento y comprensión.

Si quieres tener más confianza, tienes que demostrar que dominas esta área. Puedes ampliar tus conocimientos realizando cursos online, asistiendo a conferencias y eventos similares, así como leyendo libros. Otra cosa de la que puedes disfrutar mientras adquieres conocimientos son las clases por televisión, en las que podrás interactuar y participar en debates con tus compañeros. Esto contribuirá en gran medida a mejorar tu nivel de confianza.

Cambie su auto concepto

La auto conversación es simplemente el acto de hablar con uno mismo, ya sea mentalmente o en voz alta. Es cualquier pensamiento que aparece en tu cabeza como reacción a los estímulos externos. La forma en que te sientes ante las situaciones depende de lo que te digas a ti mismo.

Si piensas en la situación de forma negativa, te provocará emociones negativas como la irritación o la ansiedad. Pensar en la situación de forma positiva te llevará a tener sentimientos positivos como la excitación o la felicidad.

Cuando trabajas en el aumento de tu autoestima, te haces más consciente de la auto conversación constante que te lleva a tener sentimientos negativos, y puedes sustituirla por una auto conversación positiva que fomente niveles más altos de autoestima.

Por ejemplo, si siempre te dices a ti mismo que estás gordo cada vez que te miras al espejo, tienes que dejar de hacerlo y sustituir estos pensamientos por palabras de ánimo.

En este ejemplo, te has entrenado para mirar las zonas de tu cuerpo que te hacen sentir inseguro y reforzar tu inseguridad diciendo "estoy gordo".

Si te enseñas a mirarte al espejo y a apreciar tu cuerpo o a centrarte en una zona con la que te sientas bien, con el tiempo, esto cambiará tu imagen de ti mismo y tu confianza.

Practicar las afirmaciones

Las afirmaciones son afirmaciones simples y positivas que se dicen sobre uno mismo para cambiar los patrones de pensamiento negativos. Puedes decir una serie de afirmaciones todos los días o utilizarlas para reemplazar la auto conversación negativa.

Las afirmaciones ayudan a mejorar la autoestima implantando nuevas creencias que sustituyen a las que causan la baja autoestima.

Cuando intentas cambiar tus pensamientos automáticos y tu discurso negativo, es útil tener un conjunto de afirmaciones para usar en lugar de los viejos patrones de pensamiento negativo que has desarrollado. Con la suficiente repetición, las afirmaciones se implantarán en su subconsciente.

Pronto hablaremos con más detalle de las afirmaciones positivas y de cómo pueden ayudarte a desarrollar una sólida confianza en ti mismo.

Dejar de hacer comparaciones

Tienes que reconocer que eres único. También tienes que darte cuenta de que nunca te cuentan toda la historia y que todo el mundo pone una fachada en un intento de disimular sus inseguridades.

Cuando te comparas con los demás, no haces más que compararte con la fachada que otros presentan al mundo.

Todo el mundo tiene pensamientos, dudas, inseguridades, juicios y otras batallas internas con las que lidia dentro de su mente.

También tienes que dejar de utilizar las comparaciones para sentirte bien contigo mismo. Es tentador hacerlo en un esfuerzo por alimentar tu propio ego, pero se convierte en un círculo vicioso.

Cuando utilizas las comparaciones para sentirte mejor, tu cerebro las utilizará automáticamente para hacerte sentir peor.

La única forma de escapar de esto es dejar de hacer comparaciones entre uno mismo y los demás.

Eliminar el juicio

El juicio es uno de los hábitos más destructivos y menos productivos que se pueden desarrollar. Desgraciadamente, son pocos los que viven una vida libre de pensamientos sentenciosos. El juicio y la verdadera confianza son incompatibles. Uno nunca puede experimentar una paz genuina mientras se aferra a los juicios.

Juzgar se convierte en algo habitual en nosotros; lo hacemos de forma natural sin darnos cuenta. Nos juzgamos a nosotros mismos como una forma de castigo por no ser perfectos, y juzgamos a los demás en un intento de hacernos sentir mejor. Las personas que están realmente contentas consigo mismas no sienten la necesidad de juzgar a los demás o a sí mismas. El primer paso en el camino hacia este tipo de libertad es aceptar que no hay nada perfecto en el universo.

Hay que aprender a aceptarse a uno mismo tal y como es y a aceptar a los demás de la misma manera. Todos hemos venido a este mundo con personalidades diferentes, hemos tenido diversas experiencias que nos han moldeado y todos seguimos enfrentándonos a retos. Juzgar a cualquiera es injusto.

Abandonar la culpa

La culpa es una de las emociones más destructivas, y el mundo está lleno de hombres y mujeres culpables. Lo peor es que es un sentimiento innecesario. Se podría escribir un libro entero sobre la inutilidad de esta emoción. No sería un problema si pudiéramos sentirnos culpables durante unos momentos y luego seguir con nuestras vidas, pero lamentablemente, mucha gente vive con una culpa crónica.

¿Por qué nos sentimos siempre culpables? Porque hemos sido condicionados a sentirnos culpables toda nuestra vida. Consciente o inconscientemente, desde nuestra juventud, nuestros seres queridos, amigos, la sociedad, la escuela y la religión han alimentado nuestro remordimiento y lo han reforzado mediante el sistema de castigos y recompensas.

De niños, todo el mundo nos recordaba constantemente nuestro mal comportamiento y nos comparaba con otros niños que se comportaban mucho mejor. La culpa se utilizaba para controlarnos.

Lo malo es que este tipo de trato nos lleva a sentirnos culpables, aunque no hayamos hecho nada malo. Además, durante mucho tiempo, la culpa se relacionó con el cuidado. Si te importa de verdad tienes que sentirte culpable, y si no te importa y no te sientes culpable, eres una persona terrible. Nada más lejos de la realidad.

La culpa no te sirve para nada; sólo te causa un verdadero daño psicológico y te hace sentir despreciable. Detén la ilusión de la culpa hoy mismo. Hay una gran diferencia entre sentirse culpable y aprender de tus errores. El sentimiento de culpa siempre trae consigo un castigo, que se manifiesta de varias formas, como la depresión, el sentimiento de inadecuación, la falta de confianza en uno mismo, una autoestima inadecuada y la incapacidad de apreciar a los demás y a nosotros mismos. Lo fantástico es que cuanto más trabajes en tu propia autoestima, junto con tu autenticidad y estando rodeado de la gente adecuada, menos culpable te sentirás. En cualquier momento que te sientas culpable, recuérdate que es una emoción innecesaria y aprende del error. Eso es todo lo que tienes que hacer.

Centrarse en los puntos fuertes

Si te rodeas a menudo de personas tóxicas, pueden tener la tentación de señalar tus defectos. Ignóralos. Aunque es bueno conocer nuestros defectos -los entendemos-, no necesitamos que nadie nos recuerde siempre que es mejor que seamos conscientes y nos centremos en nuestros puntos fuertes.

- ¿Cuáles son las cinco principales cualidades personales y fortalezas profesionales?
- ¿Qué hace usted mejor que los demás?
- ¿Cuáles son sus logros personales y profesionales más importantes?
- ¿Qué te hace único y fuerte?

Entonces es el momento de fortificarlas. Practícalos y concéntrate en ellos: los que tienes y los que quieres.

Aprende a decir NO

Puede haber personas en tu propia vida que intenten convencerte de que hagas cosas aunque no quieras hacerlas, y en ocasiones, como deseamos complacer a todo el mundo, les decimos "SÍ" aunque nuestra voz interior diga "NO". Decir que sí cuando nos gustaría decir "NO" daña nuestra autoestima y después podemos sentirnos algo tristes o enfadados.
Aprender a decir no mejorará mucho tu vida. Conseguirás más de TI porque cada vez que dices SÍ cuando quieres decir NO te deshaces un poco de ti mismo y tu autoestima baja.
Cuando decidas que un "Sí" es un "Sí" y un "No" es un "No", te sentirás mejor. Esto implica menos obligaciones y, aunque decir "NO" a tus amigos y familiares es duro al principio, los beneficios son grandes.
Las personas con más éxito dicen "No" con bastante frecuencia. Así que asegúrate de decir "NO" sin sentirte culpable.

Rodéate de positividad

Aunque no es un gran movimiento culpar a los demás de nuestros defectos, a menudo otras personas pueden ser responsables de nuestra baja autoestima. Esto es cierto si nos juntamos con la gente equivocada, si nuestros amigos son propensos a señalar nuestros defectos en lugar de edificarnos y alabarnos.

Y por eso hay que evitar a las personas tóxicas. Irónicamente, si tienes en cuenta todo lo que hemos dicho en el primer capítulo, a menudo son las personas que carecen de confianza las que sienten la necesidad de intentar dañar la nuestra. Nos hacen sentir pequeños para sentirse más grandes.

Si conoces a personas negativas y tóxicas como estas, entonces deberías hacer un intento consciente de no salir más con ese tipo de personas. Del mismo modo, deberías pasar más tiempo con las personas positivas que te quieren.

¿Y si tienes que pasar tiempo con personas que están dañando tu estima? Entonces considera sus motivos para todo lo que dicen. Si te critican, ¿es porque realmente piensan que has hecho algo mal? ¿O es porque están celosos? ¿O porque simplemente es una persona negativa? No dejes que eso afecte a lo que sientes por ti mismo.

Mejórate a ti mismo

Muchos de nosotros tenemos cosas que no nos gustan de nosotros mismos. Pero a menudo, esas cosas pueden mejorarse. Y el mero hecho de intentar mejorar puede ser suficiente para darnos un tremendo impulso de autoestima. Así que, si no te gusta tu aspecto, piensa en cómo puedes mejorar tu estilo para estar más guapa. Si te sientes demasiado "flaco", hazte más grande. Si te sientes con sobrepeso, entonces pierde peso. Si crees que eres un poco lento, entonces trabaja en tu respuesta. Si las matemáticas te fallan, ve a tomar clases.

Incorporar el autocuidado

Descuidar las propias necesidades puede contribuir a la baja autoestima, además de ser un síntoma de ésta. El autocuidado es simplemente hacer algo porque te hace feliz.

Puede ser tan sencillo como relajarse en un baño de burbujas, disfrutar de un masaje o dar un paseo a solas. El autocuidado se considera a menudo como egoísmo. La gente suele sentirse culpable por dedicarse a sí misma porque piensa que está quitando la felicidad a los demás.

El primer paso para cambiar esto es reconocer que eres digno de tiempo y atención y liberar cualquier pensamiento que te cause culpa. A continuación, tienes que pensar en una cosa que puedas añadir de forma regular y que sea 100% para ti. Dile a tus seres queridos que lo estás haciendo y comprométete contigo mismo como lo has hecho con los demás.

Dejar de lado el perfeccionismo

El perfeccionismo suele encubrir la inseguridad. También es el enemigo número uno de la confianza. El perfeccionismo proviene de la creencia subyacente de que hay que ser perfecto para merecer el amor y la aceptación de uno mismo y de los demás.

Indica que un individuo sitúa su autoestima en los logros y define su auto concepto en función de las acciones. Esta mentalidad provoca fluctuaciones drásticas en el estado de ánimo y la confianza y una inmensa presión para hacerlo siempre bien.

Tienes que dejar de lado tus tendencias perfeccionistas. Tienes que fomentar el amor incondicional y la aceptación de ti mismo y saber que estás separado de tus acciones y logros. Cuanto más dispuesto estés a aceptarte a ti mismo cuando cometas errores, más alta será tu autoestima.

Celebrar las victorias diarias

Puede llegar a ser abrumador cuando intentamos cambiar cualquier aspecto de nuestra vida. Los cambios llevan tiempo, y sólo pueden producirse con acciones diarias.

Ha habido muchas personas que han podido superar la timidez y desarrollar una autoestima sana, pero no lo han conseguido de la noche a la mañana. Para mantenerte motivado en tu camino hacia el aumento de tu autoestima y la construcción de tu confianza, tienes que reconocer y celebrar las pequeñas victorias.

Celebrar las pequeñas victorias cuando se trabaja para conseguir cualquier objetivo también ayudará a aumentar tu confianza. Te mereces el crédito y tienes que estar dispuesto a reconocerte a ti mismo. Si siempre te centras en lo lejos que estás de alcanzar tu objetivo final, tu viaje puede convertirse en una lucha, llena de dudas y decepciones.

En cambio, celebra los pequeños logros a lo largo del camino y llénate de ánimo y energía para continuar.

Agradece lo que tienes

Las personas con baja autoestima tienden a centrarse en las experiencias negativas y en las carencias de su vida. Es fácil centrarse en lo que se quiere pero no se tiene, y hay que hacer un esfuerzo para cambiar esta perspectiva.

Expresar aprecio y gratitud por todo lo que hay en tu vida transformará tu perspectiva en cada momento y acabará por alterar tu percepción de ti mismo y del mundo.

Cuando practiques la gratitud, agradece las bendiciones de tu vida y lo que eres como persona. Tómate un momento para enumerar tres cosas únicas que aprecias en ti mismo y tres cosas por las que estás agradecido en tu vida. Intenta incorporar una práctica de gratitud hacia ti mismo y hacia el mundo a diario y observa el impacto que tiene en tu autoestima general.

Ejercer una fe apasionada

Una de las cualidades que admiro de las personas seguras de sí mismas es que tienen fe en un ser supremo. Creen que el creador del universo tiene un propósito para cada alma viviente. En otras palabras, la razón por la que estamos en la tierra en este momento es descubrir y cumplir nuestro propósito superior.

En otras palabras, parecen saber perfectamente que, cuando siguen el plan del creador, alcanzar el éxito es sólo cuestión de tiempo. Por lo tanto, si realmente quieres alcanzar el éxito, debes tener fe en que es posible. Es importante que tengas una fe inquebrantable en tu potencial. Cuando tu fe está llena de pasión, entonces hay una alta probabilidad de que sigas tu verdadero propósito.

Establezca expectativas realistas

La forma más rápida de acabar con la confianza en uno mismo es fijarse expectativas muy altas. Establecer objetivos y trabajar para conseguirlos puede ayudarte a aumentar tu confianza. Sin embargo, si te pones unos estándares poco realistas, sólo acabarás sintiéndote derrotado.

Si tienes algo en lo que quieres trabajar, propón un objetivo realista en el que puedas trabajar hoy mismo. Mantén tus objetivos pequeños y alcanzables y asegúrate de celebrar cada pequeña victoria.

Esperar a tener confianza

¿Sabías que las expectativas son la fe en las acciones? En este punto, ya te has imaginado a ti mismo teniendo confianza y cómo te haría sentir. Cuando tienes confianza, hablarás, actuarás y te moverás con seguridad y con mucho celo mientras persigues tus objetivos. Es entonces cuando sabes que tienes la vista, las emociones y las acciones de una persona segura de sí misma. En otras palabras, estarás mejor posicionado para lograr más allá de tus expectativas. Cuando esperas tener confianza en ti mismo, se convierte en una realidad.

Como ya hemos dicho, la confianza no es algo que ocurra de la noche a la mañana. Tienes que poner en práctica constantemente estos consejos prácticos durante meses. Empieza por escribir las formas en que piensas aplicar estos planes de acción. De este modo, sabrás exactamente cómo será la acción hacia tu objetivo. Cuando actúas sobre ellos, empiezas a notar enormes mejoras en tu confianza, y pronto esto se traduce en una sólida confianza, felicidad, alegría y éxito final en la vida.

Capítulo 6
Cómo identificar y superar los comportamientos autodestructivos

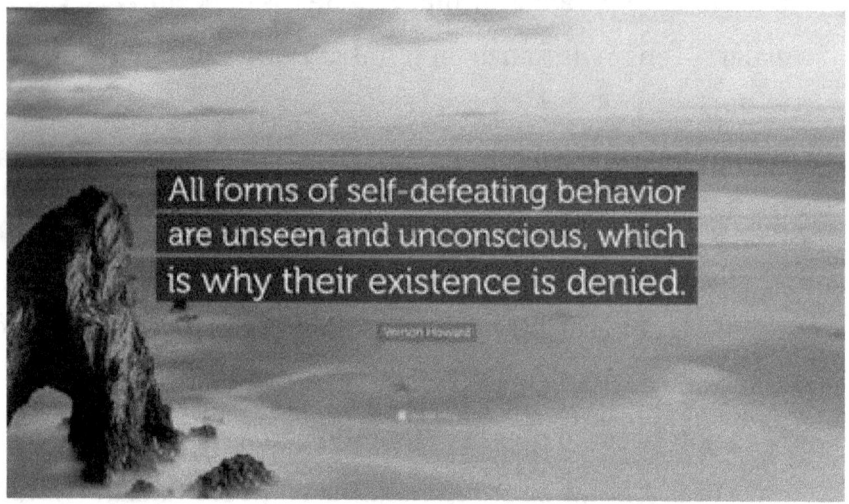

Pensamientos autodestructivos. Normalmente no nos damos cuenta de que los tenemos y, sin embargo, son lo suficientemente fuertes como para dictar nuestras decisiones. Son lo suficientemente fuertes como para dirigir nuestras vidas en direcciones particulares, direcciones que podrían no ser de apoyo o saludables, direcciones que podrían no resultar en una vida satisfactoria. Y todo lo que vemos es negativo. Las ideas autodestructivas son automáticas y habituales, y están por debajo de nuestra conciencia. Estos pensamientos nos dicen que no somos lo suficientemente buenos, dignos o merecedores de estar alegres, lo que nos hace perder la decisión de avanzar hacia nuestro potencial.

Comer en exceso y tener un comportamiento desagradable puede rebajar seriamente lo que sientes por ti mismo. A veces, esa es la cuestión. Los traumas a lo largo de tu vida pueden hacerte sentir que no mereces ser atractivo, estar socialmente satisfecho o ser económicamente estable.

Es posible que necesites ayuda profesional para cambiar totalmente esta actitud, pero también hay algunas cosas que puedes hacer por tu cuenta. Las veremos pronto.

Mientras tanto, veamos cuáles son los rasgos que caracterizan a una persona autodestructiva.

3 señales de un comportamiento autodestructivo

Este rasgo desfavorable suele comenzar en la edad adulta temprana y en diversas circunstancias. Los individuos que tienen este tipo de personalidad son más propensos a alejarse de las experiencias de las que se deleitan. Rara vez o nunca tienen relaciones duraderas o exitosas con amigos, familiares o incluso con alguien especial.

También hay casos en los que el individuo que exhibe comportamientos autodestructivos se involucra en relaciones de las que va a sufrir. Si quieres saber si tú o alguien que conoces tiene este tipo de comportamiento, tienes que identificar 3 de los signos más comunes.

1. Si compruebas las relaciones de quienes tienen este comportamiento, una señal segura es que nunca tendrán ninguna duradera y fructífera. En la mayoría de los casos, prefieren elegir situaciones indeseables que sólo les llevarán al fracaso, al maltrato e incluso a la insatisfacción. Aunque sepan que hay otras opciones que tienen resultados más favorables, siguen eligiendo aquellas que sólo les llevarán a la tristeza y la frustración.

2. Los individuos que tienen este comportamiento rechazan cualquier posibilidad de ser felices. No realizan ninguna actividad satisfactoria aunque tengan la posibilidad de socializar, conocer nuevos amigos y divertirse en el proceso. No quieren estar con gente buena. Rechazan constantemente a quienes les tratan bien. A la hora de elegir pareja, prefieren elegir una que le proporcione una relación poco satisfactoria.

3. Los individuos que tienen este tipo de comportamiento nunca aceptarían ninguna ayuda de otras personas. Sin embargo, prestan a los demás una ayuda excesiva que no han solicitado. Además, los individuos con conductas autodestructivas son capaces de ayudar a los demás a conseguir sus objetivos. Sin embargo, cuando se trata de sí mismo, es incapaz de lograr lo que desea o quiere.

Estos individuos utilizan este tipo de comportamiento para afrontar su vida cotidiana. Esto les impide ser felices y tener éxito. Como puede ver, este tener este tipo de actitud no traerá nada bueno a la vida de uno. Sólo se convertirá en un círculo vicioso no a menos que se tomen medidas para deshacerse de él.

Estos son signos de que podrías tener SDB. También tienes que admitir que podrías tener un problema porque el SDB es un problema que empeora progresivamente. Para romper el ciclo de escalada, tienes que reconocer que es un problema. Es más fácil decirlo que hacerlo, pero recuerde que el primer paso es siempre la identificación del problema.

Esta es la base del proceso de descubrimiento. Sin saber cuál es el problema no se puede avanzar. Al igual que cualquier enfoque científico de un problema, hay que empezar por definir el problema y proceder a partir de ahí.

Comprender el origen de todo esto

¿Cuáles son los orígenes de este comportamiento? Estos comportamientos no surgen espontáneamente. Tienes que reexaminar y mirarte bien a ti mismo para poder identificar de dónde viene este rasgo en particular.

Con frecuencia, los pensamientos autodestructivos surgen desde la infancia. Es entonces cuando creamos evaluaciones para garantizar nuestra seguridad y proteger a nuestros seres queridos, las mismas personas de las que dependemos para el sustento.

Por ejemplo, si tus padres han sido muy controladores y casi siempre han tomado tus decisiones por ti, entonces te han quitado la propiedad de tus decisiones, lo que significa que sientes que no eres responsable de las consecuencias de tus actos. ¿Y qué ocurre? Empiezas a culpar a otras personas y al hacerlo caes en un patrón de culpar a los que te rodean. El origen fue un problema en la relación con tus padres.

Lo que tienes que hacer es pensar en la primera vez que exhibiste el SDB y recordar los acontecimientos que estabas viviendo durante ese tiempo. Estas preguntas pueden ayudarte a profundizar:

- ¿Qué tipo de problemas ha tenido?
- ¿Qué acontecimiento importante desencadenó la primera vez que tu SDB?
- ¿Qué es lo que realmente te duele?
- ¿Cuáles han sido sus emociones al respecto?
- ¿Cuál fue su reacción?

Este tipo de preguntas te ayudarán a refrescar la memoria para recordar la situación subyacente durante ese tiempo. Recuerda guardar toda esa información en un diario para poder recordarla fácilmente. Tienes que identificar el problema y tratar de recordar cuál era tu situación durante ese tiempo. Esto te ayudará a determinar y entender si alguna de ellas tuvo algún impacto en el rasgo desfavorable que tienes actualmente.

A veces, la gente juzga mal el origen porque espera que provenga de un incidente supe traumático en su vida. Sin embargo, es muy posible que los orígenes sean bastante mundanos. Esto significa que tienes que trazar cuidadosamente la historia de tu comportamiento autodestructivo. Por ejemplo, podría ser que el origen de tu SDB fuera el rechazo de una mujer en la escuela secundaria. Esto se debe a que no todas las personas son iguales, algunas personas son más sensibles que otras y algunas personas toman el rechazo de manera diferente a otras. Muy a menudo, la resolución del problema se consigue comprendiendo qué necesidades han quedado insatisfechas.

9 maneras de romper el ciclo del comportamiento autodestructivo

El nivel de nuestros pensamientos impacta no sólo en cómo actuamos e interactuamos con el mundo, sino en la forma en que nos vemos a nosotros mismos y, en última instancia, en lo que creemos que somos eficaces. Por eso es tan importante reconocer y trabajar los pensamientos autodestructivos, o los valores e ideas profundamente arraigados que son inherentemente limitantes.

Una cosa es darse cuenta de que estás teniendo un pensamiento autodestructivo. La mayoría de las personas son lo suficientemente conscientes como para reconocer cuando están en un patrón de pensamiento negativo. Pero lo difícil es cambiarlo. Aquí tienes 9 consejos que te ayudarán a empezar.

1. Saber lo que te desencadena

El primer paso es identificar estos pensamientos. A menudo los pensamientos auto lesivos pueden incluir las palabras "siempre" o "nunca". Por ejemplo: *"Nunca me recuperaré"*, *"Nunca podré concentrarme", "Nunca podré hacer el trabajo", "Siempre soy el menos atractivo", "Siempre soy peor que los demás"*, etc.

Otra forma de reconocer estos pensamientos es preguntarse: "¿Cómo me siento, emocional y físicamente, mientras siento este pensamiento? ¿Este pensamiento me da energía o me la quita? " Si te sientes limitado, entonces la autocrítica es inútil en lugar de una autorreflexión constructiva.

En cuanto hayas identificado los pensamientos auto lesivos que tienes, céntrate en si los vives. Esto puede ayudarte a entender qué situaciones y personas los desencadenan.

2. Crear una lista de preseleccionados

Escriba sus pensamientos autodestructivos en un papel, esto seguramente le ayudará a ordenar qué emoción se esconde detrás de algunos de sus comportamientos dañinos.

Enumera al menos diez sentimientos. Un buen ejemplo son los sentimientos de rechazo, manipulación, vergüenza e incluso de ser herido física o emocionalmente. Estos son mucho mejores que escribir sentimientos generales como la ira.

3. Escriba lo que piensa

Después de crear una lista, tienes que escribir las cosas en las que sueles pensar cada vez que se desencadenan estos sentimientos. Esta vez, puedes ser lo más general posible. Por ejemplo, si te sientes rechazado, puedes escribir una afirmación general relacionada con lo que puedes estar pensando, como que no le importas a nadie y que nunca encontrarás a alguien en quien puedas confiar.

4. Presta mucha atención a tus pensamientos

Después de enumerar todos los pensamientos asociados a cada sentimiento desencadenante, el siguiente paso es centrarse en estos pensamientos. Intente pensar en situaciones placenteras y piense en cómo se sintió durante ese día. Esa situación en la que va a pensar debe ser directamente opuesta a un pensamiento relacionado con un sentimiento desencadenante. Esto te ayudará a darte cuenta de que si estás de buen humor y con un estado de ánimo adecuado, lo verás de otra manera.

5. Sustituye "no puedo" por "no lo haré".

Cuando te sientes especialmente cohibido, es fácil empezar a creer que no puedes hacer algo, cuando en realidad, es más cierto que probablemente no quieres hacerlo, porque tiene el potencial de hacerte sentir súper incómodo. Sustituye las ideas de "no puedo" por "no quiero". No dejes que tu ansiedad eclipse tu propia capacidad.

6. Sustituir "debo" por "puedo"

A menudo damos por sentada nuestra vida, sin tener en cuenta que lo que tenemos hoy es lo que antes sólo imaginábamos. Una excelente manera de recordarlo es sustituir el término "debo" por "puedo". En lugar de: "Debo terminar este proyecto", cree: "Puedo terminar este proyecto".

7. Ten en cuenta que te estás poniendo en evidencia.

Nadie piensa en ti con tanta frecuencia, escrutinio y concentración como tú. Nadie. ¿Cómo podemos saberlo? Porque todos ellos están demasiado ocupados centrándose en sí mismos. Nadie se está centrando en tu vida como tú, ni está juzgando, criticando o haciendo suposiciones sobre ti de la forma en que lo haces en tu cabeza.

8. Deja de confundir la honestidad con la verdad.

Puedes sentir algo honestamente, pero eso no significa que sea la verdad. La honestidad es transparencia, significa expresar sólo lo que experimentas y percibes. La verdad es diferente, es objetiva. Hay que entender la diferencia.

9. Buscar ayuda

Deshacerse de este tipo de comportamiento nunca es fácil y no puede hacerse de la noche a la mañana. Pensar en cosas buenas cada vez que te sientas mal te ayudará. Aparte de eso, también será mucho mejor si tienes una persona de apoyo que pueda ayudarte a pasar por todo el proceso de deshacerse de este tipo de comportamiento.

Empieza a buscar a una persona segura, que te apoye y sea amable -un amigo, un mentor, un profesional de la salud mental o un clérigo- para que te ayude a determinar las creencias erróneas que estás trayendo sin darte cuenta.

La próxima vez que sientas que te dejas arrastrar por tus pensamientos no deseados o por tu comportamiento autodestructivo, sigue estas sencillas estrategias para salir de la rutina cada vez. Y recuerda: no necesitas ser tus ideas, hábitos o actitudes. No eres tu comportamiento. Siempre tienes la capacidad de cambiar tu mentalidad para salir de las dificultades.

La consciencia puede proporcionarte las herramientas que necesitarás para reprogramar tu condicionamiento, requiere algo de trabajo, pero los beneficios no tienen precio.

Por último, puedes realizar actividades físicas y divertidas. Esto te ayudará a darte cuenta de que hay más cosas en la vida que estar solo, triste, frustrado y otros sentimientos negativos.

Capítulo 7
Meditación para aumentar la confianza en sí mismo

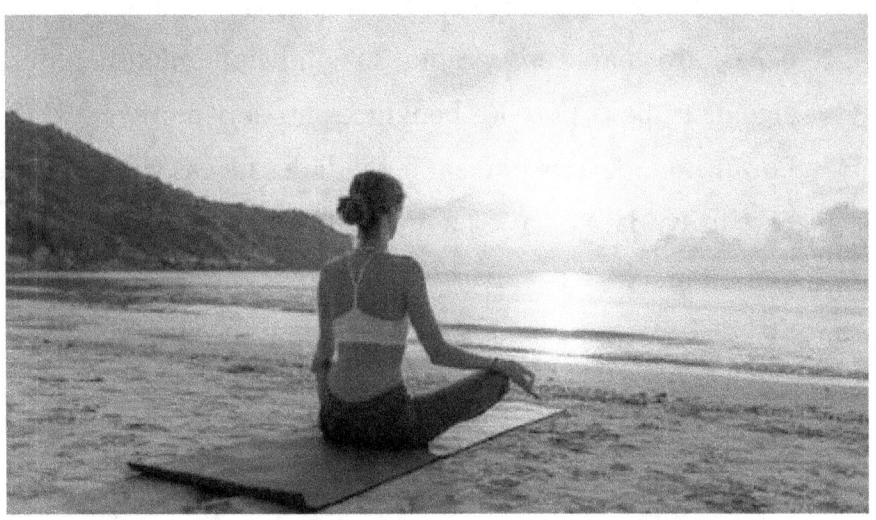

Otra herramienta increíble para mejorar tu confianza es la meditación.

Muchas personas son reticentes a dar una oportunidad a la meditación, pensando que es algo místico o asociándola sólo con la religión y la filosofía orientales. En realidad, la meditación no es eso en absoluto.

En cambio, la meditación es simplemente el acto de concentración, de elegir conscientemente cómo quieres dirigir tu atención y decidir en qué te concentras.

Ya hemos visto cómo las cavilaciones y las preocupaciones pueden acabar provocándonos ansiedad y perjudicar nuestra confianza. La meditación nos da la capacidad de decidir en qué queremos pensar, lo que puede incluir no pensar en nada en absoluto. A menudo, la meditación consiste simplemente en calmar la mente y despejarla. Una vez que logres hacerlo bien, podrás desprenderte de tus pensamientos o eliminarlos por completo en cualquier momento.

La próxima vez que tengas pánico a hablar en público, puedes elegir simplemente superarlo y dejar ir tu ansiedad, que es increíblemente poderosa.

La meditación también implica la práctica de la respiración, que es una de las formas más eficaces de superar el estrés. Esto se debe a que nuestra respiración está estrechamente vinculada a nuestra respuesta al estrés y a nuestros sistemas nerviosos simpático y parasimpático. Cuando estamos estresados, respiramos más rápidamente para llevar más sangre a nuestros músculos y cerebro. Cuando ralentizamos esta respiración, tiene el efecto contrario y nos ayuda a volver al estado más tranquilo conocido como "descanso y digestión". Con el tiempo, los estudios demuestran que la práctica de la meditación puede ayudarnos a ser más tranquilos, más felices y más lógicos. Podemos dejar de lado las cosas que no importan y centrarnos sólo en las que sí. Y no sólo eso, sino que aumenta el predominio de las ondas cerebrales más lentas y tranquilas. Y aumenta el grosor cortical y el número de conexiones neuronales en el cerebro. En resumen, la meditación es increíblemente buena para tu capacidad cerebral y también para tu rendimiento.

Así que, al contrario de lo que se cree, los beneficios de la meditación son evidentes en diferentes cantidades inmediatamente. Meditar de vez en cuando es estupendo y verás un cambio con cada sesión que hagas. Sin embargo, una práctica diaria y regular de la meditación es la clave para experimentar toda la fuerza de los beneficios que aumentan exponencialmente.

Cómo empezar a meditar

Las siguientes cuatro técnicas de meditación te ayudarán a despejar tu mente y a concentrarte en visualizar la confianza. Te ayudarán a implantar nuevos sistemas de creencias en tu subconsciente y a pensar y actuar con confianza.

1. Meditación consciente

La meditación de atención plena es la práctica de despejar la mente y concentrarse en nada más que en el aquí y el ahora, sin intentar cambiar nada y sin juzgar. Realizar esta práctica a diario te permitirá controlar el estrés y la ansiedad.

Cuanto más trabajes en ella, más fuerte será tu poder y resistencia de la consciencia. Cuando empieces una rutina de meditación de atención plena, es mejor empezar con cantidades de tiempo más cortas y aumentar la duración poco a poco.

También debes practicar la meditación a la misma hora todos los días. Cuanto más practiques de forma regular y constante, mejores serán los resultados.

Aquí tienes los pasos para empezar tu práctica diaria de meditación de atención plena.

Paso 1: Busca un lugar cómodo para sentarte o tumbarte. Estar sentado suele ser mejor porque es menos probable que te quedes dormido.

Paso 2: Poner un cronómetro. Cuando empieces a practicar, es mejor que la sesión dure unos diez minutos. Sin embargo, puedes aumentar este tiempo si crees que puedes mantener una sesión más larga.

Paso 3: Comienza a respirar con calma. Presta atención a cómo sientes la respiración entrando por la nariz, bajando por los pulmones y volviendo a salir por la nariz. Presta atención a cómo sube y baja tu estómago o tu pecho con cada respiración. Es esencial que no cambies tu respiración ni hagas ningún juicio. Respira con normalidad y céntrate simplemente en tu respiración y en tu cuerpo.

Paso 4: A continuación, debes hacer un escaneo del cuerpo. Empieza por la parte superior de la cabeza. Observe cómo se siente. A continuación, descienda hasta la cara. ¿Qué aspecto tiene la parte posterior de los párpados? ¿Cómo se sienten los labios, la nariz y la barbilla? Preste atención a la sensación y a la temperatura. Fíjate en si hay alguna tensión o tirantez en tu cuerpo, pero no intentes cambiar o arreglar ninguna de las sensaciones. Este proceso consiste en que simplemente notes las sensaciones y sigas adelante.

Paso 5: Una vez que haya completado la exploración del cuerpo, preste atención a los ruidos que le rodean. En primer lugar, fíjate en los sonidos de tu cuerpo. ¿Es capaz de oír su respiración? Concéntrese sólo en ese sonido. A continuación, concéntrese en los sonidos que hay en la habitación. ¿Qué ruidos hay en el espacio? A continuación, pasa a los ruidos del exterior. ¿Qué ruidos puedes oír? Por último, centra tu atención en los ruidos que hay fuera de tu espacio vital. ¿Puedes oír algo?

Paso 6: Por último, presta atención a la sensación de estar en el momento. Deja que los pensamientos que entran en tu mente vuelvan a salir flotando. No te juzgues por salir de un estado de atención plena y no juzgues los pensamientos que entran en tu mente. No atribuyas ninguna emoción a nada. Simplemente concéntrate en cada sensación que sientas.

Paso 7: Si encuentras que una de las técnicas te funciona mejor, realiza el resto de la sesión utilizando esa técnica, si no, simplemente "sé" hasta que suene el temporizador.

2. Meditación de la respiración

Esta técnica ayuda a concentrar y calmar la mente, a la vez que relaja físicamente el cuerpo. Al igual que con la meditación de atención plena, te conviene poner un temporizador para poder concentrarte exclusivamente en tu respiración sin tener que preocuparte por el tiempo.

Siempre que te sientas abrumado, esta técnica puede ser extremadamente beneficiosa. Se puede practicar sin esfuerzo porque se puede hacer en cualquier lugar.

Para prepararte para esta práctica de meditación, puedes tumbarte o sentarte en una silla con los ojos abiertos o cerrados. Para una relajación más profunda, se recomienda sentarse o tumbarse en un espacio tranquilo con los ojos cerrados.

Inhala profundamente hacia el estómago y exhala completamente hasta vaciar todo el aire de tus pulmones, asegurándote de que cada respiración sea rítmica y consistente.

Durante esta técnica, inhala profundamente hasta que tu vientre se eleve y exhala completamente mientras tu estómago se hunde y se hunde. La duración de cada respiración no es tan importante como la consistencia a lo largo de la sesión.

3. Visualización

Este tipo de práctica de meditación te permitirá imaginarte a ti mismo actuando con confianza en todas las situaciones. Puedes utilizar la visualización antes de cualquier acontecimiento importante que te provoque ansiedad o utilizarla a diario para ayudarte a aumentar tu confianza con el tiempo. Sigue los siguientes pasos para empezar a practicar la visualización.

Paso 1: Comienza tu sesión con unas cuantas rondas de respiración tranquila y controlada. Concéntrese únicamente en su respiración hasta que tanto su cuerpo como su mente se relajen.

Paso 2: Una vez que estés en un estado de relajación, di el siguiente mantra: "Tengo confianza" y siente que la confianza se apodera de todo tu ser.

Paso 3: En tu mente, visualiza una burbuja clara y protectora que se forma a tu alrededor. Se trata de un escudo en el que no puede entrar nada negativo. Imagina que estás a salvo, seguro e irradiando autoestima en la burbuja.

Paso 4: Imagina tu día por delante. Imagina que afrontas cada situación con confianza, protegido por esta burbuja de autoestima. Caminas con la cabeza alta, te relacionas con los demás con confianza, hablas con asertividad y nunca dudas de ti mismo.

Paso 5: Mientras imagina cada situación, continúe permitiéndose llenarse de confianza. Visualiza que siempre sabes exactamente qué decir. Los demás te ven como una persona exitosa y segura de sí misma. Estás rebosante de felicidad, positividad y seguridad.

Paso 6: Continúe este proceso hasta que haya pasado por todos los acontecimientos que se avecinan. Termina la sesión de meditación afirmando: "Viviré este día irradiando autoestima y en paz conmigo mismo en todas las situaciones". Así que el secreto para visualizar correctamente es siempre visualizar lo que quieres como si ya lo hubieras conseguido. En lugar de esperar que lo consigas o de confiar en que algún día ocurrirá, vive y siente como si te estuviera ocurriendo hoy. En un nivel entiendes que esto es simplemente un truco psicológico, pero la mente subconsciente no puede diferenciar entre lo que es real y lo que es imaginado. Tu subconsciente actuará según las imágenes que crees en tu interior, tanto si representan tu realidad actual como si no.

4. Anclaje

El anclaje es una técnica de Programación Neurolingüística que se utiliza para inducir un estado de ánimo o una emoción. Es un condicionamiento que se forma cuando una persona evoca un sentimiento y lo empareja con un gesto o toque de algún tipo.

Para practicar esta técnica, es necesario entrar en un estado de meditación.

Utiliza la atención plena, la respiración o cualquier combinación para empezar. A continuación, piensa en una emoción que quieras condicionar; puede ser el éxito, la confianza, la relajación o la felicidad. Ahora, imagina un momento de tu vida en el que hayas experimentado la emoción deseada.

Si aspiras a sentirte seguro de ti mismo, piensa en un momento de tu pasado en el que hayas experimentado la confianza. Quizás fue cuando recibiste la mejor nota de una clase, o cuando tu equipo de fútbol del instituto ganó el campeonato estatal.

Imagina en tu mente ese momento y experimenta las emociones como si estuvieran ocurriendo en ese momento. Mientras sientes la emoción, mantén el dedo índice y el pulgar juntos. Relájate durante unos segundos, luego vuelve a imaginar la experiencia con un estado de sentimiento más elevado y vuelve a juntar el pulgar y el índice.

Repite este proceso de tres a cinco veces. Repitiendo este ejercicio a diario, cuando juntes el pulgar y el índice, acabarás experimentando la misma emoción, sin importar la circunstancia.

Puedes utilizar esta técnica para reacondicionar tu pensamiento. Por ejemplo, si anclas un sentimiento de confianza, cada vez que experimentes sentimientos de agobio o duda, puedes utilizar este ancla para estimular un estado positivo y de confianza.

El anclaje también puede utilizarse con otras técnicas de visualización. Por ejemplo, una vez que hayas establecido tu ancla, puedes visualizar que tienes confianza en tus actividades actuales o futuras.

Active el ancla simplemente colocando el dedo índice y el pulgar juntos y experimente la respuesta emocional de la confianza, haciendo que su visualización sea más real.

Capítulo 8
Cómo utilizar las afirmaciones de forma eficaz para conseguir una confianza sólida

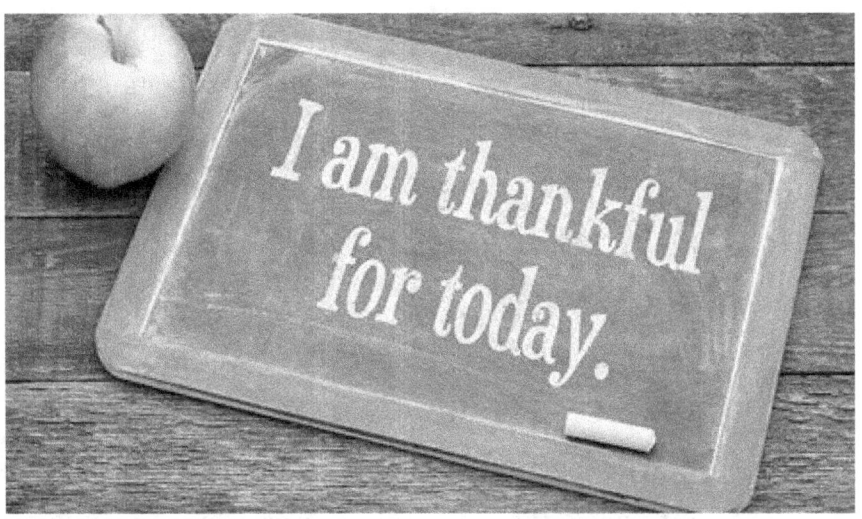

Las afirmaciones son afirmaciones de auto-habla y se presentan mejor al subconsciente. Estas imágenes frescas son vistas como "creíbles" por el subconsciente y se colocan en el área del subconsciente que tiene que ver con el poder de mejorar la capacidad de sacar recuerdos poderosos particulares con menos trabajo.

A través de estas imágenes especiales, una persona puede desarrollar las herramientas internas para la mentalidad correcta para ganar confianza, dejando que los recuerdos y las imágenes se transporten al aquí y ahora donde se utilizan para mejorar la mentalidad que es crucial para la confianza concreta.

Las afirmaciones pueden ayudarte a cambiar comportamientos adversos o a conseguir la mentalidad correcta, y también pueden ayudar a deshacer el daño causado por los guiones negativos, esas cosas que nos decimos repetidamente a nosotros mismos y que se suman a una percepción negativa de nosotros mismos y afectan a nuestro éxito.

Ahora que entiendes la importancia de las afirmaciones, veamos cómo utilizarlas para obtener el mejor resultado con el menor esfuerzo.

Cómo utilizar las afirmaciones

Una forma poderosa de lanzarse a utilizar afirmaciones para conseguir una confianza concreta es escribirlas en una ficha y leerlas a lo largo del día. Cuanto más las practiques, más profundas serán las nuevas creencias. Los mejores momentos para repasar tus afirmaciones son a primera hora de la mañana, durante el día y antes de retirarte por la noche. Pero veamos con más detalle cómo maximizar su eficacia aplicando estos consejos prácticos:

- Utiliza afirmaciones mientras meditas. Después de relajarse en un estado mental profundo, tranquilo y meditativo, imagine que ya ha adquirido confianza y que sabe cómo manejar cualquier situación. Imagínese en el entorno físico o el ambiente que le gustaría, la casa que disfruta y encuentra reconfortante, atrayendo a mucha gente a su vida y recibiendo el aprecio y la recompensa económica adecuada por sus esfuerzos. Añade cualquier otro detalle que sea esencial para ti, como el ascenso que deseas, las personas con las que quieres reunirte mensualmente, etc. Trata de sentir en ti mismo que esto es posible; vívelo como si ya estuviera sucediendo. En resumen, imagínatelo exactamente como te gustaría que fuera, como si ya fuera así.

- Prueba a ponerte delante de un espejo y utiliza afirmaciones mientras te miras a los ojos. Si puedes, repítelas en voz alta con pasión. Esta es una forma poderosa de cambiar tus creencias limitantes muy rápidamente.

- Si te resulta difícil creer que una afirmación se hará realidad, añade "elijo" a la afirmación. "Elijo tener más confianza en mí mismo", por ejemplo, o "elijo conseguir un ascenso".

- Haz una grabación con tu propia voz y reprodúcela mientras te duermes. Algunas personas confían en esta técnica.

- Atribuya emociones positivas a sus afirmaciones. Piensa en cómo te hará sentir la consecución de tu objetivo, o considera lo bien que te sienta saber que estás consiguiendo tener más confianza en ti mismo. La emoción es un combustible que hace que las afirmaciones sean más potentes.

- Si no quieres que la gente conozca tus afirmaciones de confianza, simplemente coloca tus recordatorios en lugares discretos. Recuerda, sin embargo, que es esencial que los veas con frecuencia, o no te servirán de nada.
- Si te encuentras simplemente repitiendo como un loro las palabras de tus afirmaciones, en lugar de centrarte en su significado, cambia las afirmaciones. Puedes seguir afirmando los mismos objetivos o características, naturalmente, pero reformular tus afirmaciones puede regenerar su eficacia.

Bien, ahora que conoces las mejores formas y momentos para utilizar las afirmaciones, el siguiente paso será crear tus propias afirmaciones. He aquí cómo hacerlo.

Crea tus propias afirmaciones

- Considere sus atributos positivos. Haz un balance de ti mismo haciendo una lista de tus mejores cualidades, habilidades o propiedades adicionales. ¿Eres experto en conocer gente nueva? Escríbalo. ¿Eres un buen orador? Menciónelo. Escribe cada cualidad en una frase breve, empezando por "yo" y utilizando el tiempo presente: "Soy experto en conocer gente nueva", por ejemplo, o "soy un buen orador". Estas frases son afirmaciones de quién eres. Rara vez giramos en torno a las cosas que sinceramente nos gustan de nosotros mismos, sino que optamos por detenernos en las cosas que no nos gustan. Una lista te ayudará a romper ese ciclo, y utilizar estas afirmaciones para ayudarte a apreciar quién eres te dará la confianza que necesitas para aceptar tus afirmaciones.

- Considera qué guiones negativos te gustaría neutralizar o qué objetivos de confianza positiva te gustaría alcanzar. Las afirmaciones pueden ser muy útiles para contrarrestar las percepciones negativas que has adquirido sobre tus capacidades para tener confianza en ti mismo o para tener éxito en una nueva empresa. Las afirmaciones también pueden ayudarte a lograr objetivos específicos, como conocer gente nueva o lograr un negocio exitoso. Haz una lista de tus objetivos o de las percepciones adversas de ti mismo que te gustaría modificar.

- Priorice su lista de asuntos a trabajar. Es posible que tengas muchos objetivos o que necesites muchas afirmaciones diferentes. Sin embargo, lo mejor es girar en torno a un par de afirmaciones a la vez, así que escoge las que son más cruciales o más urgentes y trabaja con ellas en primer lugar. Cuando veas que mejoras en esas áreas o alcanzas esos objetivos, puedes formular nuevas afirmaciones para otros puntos de tu lista.

- Utilice las afirmaciones positivas solas como contra guiones, o añada otras afirmaciones para moldear su comportamiento con y sobre su confianza en el futuro. Las afirmaciones que utilizará para moldear los cambios futuros deben seguir la misma forma. Deben comenzar con "yo", y ser cortas, claras y positivas. Hay dos formas de afirmaciones orientadas al futuro que puedes utilizar para trabajar hacia los objetivos.

    o Afirmaciones "Yo puedo": escribe una afirmación que afirme el hecho de que puedes lograr tu(s) objetivo(s). Por ejemplo, si te gustaría salir con una nueva persona, una afirmación como "Puedo salir con una nueva persona" es un buen comienzo. Varios expertos recomiendan evitar cualquier forma de connotación negativa.

    o Afirmaciones "lo haré": escriba una afirmación en la que afirme que hoy realmente utilizará su capacidad para lograr su objetivo. Así, siguiendo el ejemplo anterior, puede decir: "Saldré con una nueva persona". De nuevo, la afirmación debe utilizar un lenguaje positivo y expresar claramente lo que harás hoy para lograr el objetivo a largo plazo de tener más confianza en ti mismo.

- Relaciona algunos de tus atributos positivos con tus objetivos. ¿Qué caracteres positivos te ayudarán a cumplir los objetivos que te has marcado? Si te diriges a la forma de hablar con gente nueva, por ejemplo, puede que necesites valentía o coraje. Selecciona afirmaciones que apoyen lo que vas a necesitar.
- Haz que tus repeticiones sean visibles para que puedas utilizarlas. La repetición es la clave para que las afirmaciones sean efectivas. Usted quiere considerar sus afirmaciones varias veces al día, diariamente.
- Proceda con sus afirmaciones. Cuanto más afirme algo, más firmemente lo aceptará su mente. Si estás tratando de lograr un objetivo a corto plazo, usa tus afirmaciones hasta que lo hayas logrado. Si sólo quieres utilizar las afirmaciones como un contra guión, practica cada una de ellas todo el tiempo que quieras.

Ejemplos de afirmaciones

Para facilitarte el trabajo, aquí tienes una lista de ejemplos de afirmaciones positivas que funcionan y que puedes utilizar para empezar:

1. *Creo en mis capacidades y habilidades;*
2. *Mis errores son vistos como oportunidades de crecimiento y aprendizaje;*

3. Busco constantemente el crecimiento para mejorar;
4. Tengo poder sobre mis emociones, ellas no me controlan;
5. Soy un líder intrépido;
6. Atraigo relaciones amorosas porque soy yo mismo y la gente ama eso de mí
7. Soy una fuente de productividad
8. Creo en mí mismo tan profundamente
9. Logro todo aquello con lo que mi alma se alinea
10. Combato los pensamientos negativos con pensamientos fortalecedores
11. La confianza es algo natural para mí
12. Aprendo y crezco cada día
13. Tengo el poder de cambiarme a mí mismo
14. Creo firmemente en mí mismo y en mi capacidad para triunfar
15. Mi mente está abierta a todas las posibilidades que me rodean
16. Me enfrento a mis miedos, lo que me permite ser más poderoso y crear aún más confianza en mí mismo;
17. Mi poder es ilimitado;
18. Acepto que no puedo cambiar el pasado. Me concentro en mi futuro y avanzo en mi vida. Mi pasado no define quién soy hoy.
19. Confío en mi propia sabiduría e intuición. Soy la única persona que sabe lo que es mejor para mí.

20. Mi voz importa y tengo confianza para hablar cuando quiero. La gente me escucha porque mis palabras son valiosas.

Cada una de estas afirmaciones le ayudará a recuperar la confianza en sí mismo en cualquier situación o ámbito. Creer en uno mismo es un viaje diario. Y en este camino, las palabras sueltas, así como las frases, tienen su importancia que no hay que subestimar.

Capítulo 9
Cómo establecer y alcanzar todos sus objetivos

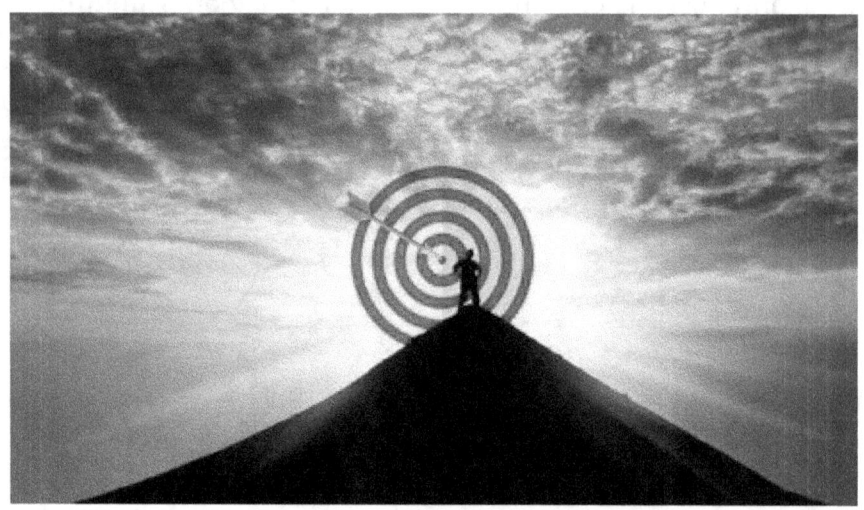

Nadie nace sabiendo exactamente cómo establecer objetivos o cómo lograr las cosas que desea en la vida. Al igual que con otras cosas, la fijación de objetivos es un arte que hay que aprender y perfeccionar.

Alcanzar objetivos es una parte crucial del fortalecimiento de la confianza en uno mismo: ayuda a dar forma y a actualizar exactamente cómo te defines a ti mismo y, al mismo tiempo, te ayuda a aumentar tu sensación de logro.

Además, establecer tus objetivos te dará una visión a largo plazo y una motivación a corto plazo.

Más concretamente, el establecimiento de objetivos es un método muy importante para:

- Decidir qué quieres conseguir en tu vida.
- Separar lo importante de lo irrelevante
- Motivarse a sí mismo.
- Construir la confianza en uno mismo, basándose en la consecución de objetivos.

Una forma útil de hacer que los objetivos sean más potentes y mejorar la productividad personal es utilizar el **método EMART**.

Significa EMART:

E - Específico

M - Medible

A - Alcanzable

R - Relevante

T - Con límite de tiempo (o rastreable).

El método E.M.A.R.T. fue desarrollado por Peter Drucker en 1954. Se trata de un sistema para la identificación, definición y persecución de objetivos específicos y cuantificables.

Veamos cómo funciona y analicemos cada punto en detalle.

Cómo utilizar el enfoque EMART para la consecución de objetivos

1. Específico

Tu objetivo debe ser claro y específico, de lo contrario, no podrás centrar tus esfuerzos ni sentirte realmente motivado para conseguirlo. Cuando redactes tu objetivo, intenta responder a las siguientes preguntas:

- ¿Qué quiero conseguir?
- ¿Por qué es importante este objetivo?
- ¿Quiénes son los implicados?
- ¿Dónde se encuentra?
- ¿De qué recursos o límites se trata?

Cuanto más específico sea en la descripción de lo que quiere conseguir, más posibilidades tendrá de alcanzarlo.

2. Medible

Es importante tener objetivos cuantificables para poder hacer un seguimiento de tu progreso y mantener la motivación.

Evaluar el progreso te ayuda a mantenerte centrado, a cumplir los plazos y a sentir la emoción de estar cada vez más cerca de conseguir tu objetivo.

Un objetivo cuantificable debe responder a preguntas como

- ¿Cuánto?
- ¿Cuántos?
- ¿Cómo sabré cuándo se ha cumplido?

3. Se puede conseguir

Su objetivo también debe ser realista y alcanzable para tener éxito. En otras palabras, debe poner a prueba sus capacidades pero seguir siendo posible. Cuando se establece un objetivo alcanzable, se pueden identificar oportunidades o recursos que se han pasado por alto y que pueden acercarle a él.

Un objetivo alcanzable suele responder a preguntas como:

- ¿Cómo puedo lograr este objetivo?
- ¿Hasta qué punto es realista el objetivo, teniendo en cuenta otras limitaciones, como los factores financieros?

Esto no significa que haya que elegir objetivos demasiado pequeños, fáciles de alcanzar o insignificantes: la mejor solución está en el medio.

Tienes que establecer objetivos lo suficientemente grandes como para entusiasmarte y motivarte a mejorar, pero lo suficientemente pequeños como para que sean posibles y alcanzables.

4. Relevante

Este paso consiste en asegurarse de que tu objetivo es importante para ti y de que también está alineado con otros objetivos relevantes. Todos necesitamos apoyo y ayuda para alcanzar nuestros objetivos, pero es importante mantener el control sobre ellos. Por tanto, asegúrate de que tus planes impulsan a todos, pero que tú sigues siendo responsable de alcanzar tu propio objetivo.

Un objetivo relevante puede responder "sí" a estas preguntas:

- ¿Le parece que esto vale la pena?
- ¿Es el momento adecuado?
- ¿Coincide con nuestros otros esfuerzos/necesidades?
- ¿Soy la persona adecuada para alcanzar este objetivo?
- ¿Es aplicable en el entorno socioeconómico actual?

5. Con fecha de caducidad

Todos los objetivos necesitan una fecha límite para que puedas centrarte en ella y trabajar para conseguirla. Esta parte de los criterios de los objetivos EMART ayuda a evitar que las tareas cotidianas tengan prioridad sobre los objetivos a largo plazo.

Un objetivo con un plazo determinado suele responder a estas preguntas:

- ¿Cuándo?
- ¿Qué puedo hacer dentro de seis meses?
- ¿Qué puedo hacer dentro de seis semanas?
- ¿Qué puedo hacer hoy?

A lo largo del camino, habrá obstáculos que superar e imprevistos que podrían hacerte perder el tiempo, tenlo en cuenta a la hora de asociar una fecha con un objetivo.

Por último, recuerda lo más importante: celebra cuando hayas alcanzado un objetivo en el plazo que te hayas marcado.

Ejemplos de objetivos inteligentes

Ahora que ya sabes lo que es un objetivo inteligente, vamos a ver juntos algunos ejemplos de planificación exitosa utilizando objetivos EMART.

OBJETIVOS NO INTELIGENTES	OBJETIVOS INTELIGENTES
Estar en buena forma física	*Perder 10 kg antes del 1 de julio*
Tener un aumento de sueldo	*Tener un aumento de 200 euros para el 1 de octubre*

Aprender bien el inglés	*Aprobar el examen TOEFL el 16 de septiembre*
Convertirse en escritor	*Publicar un libro antes de fin de año*

Como puedes ver, los objetivos de la izquierda son muy vagos, genéricos, sin caducidad y absolutamente no medibles. Los objetivos de la derecha, en cambio, son mucho más precisos, motivadores y alcanzables. En resumen... ¡te empujan a la acción! Y ésta es precisamente la función principal de un objetivo.

Otros consejos básicos

Además del enfoque EMART, si quieres alcanzar tus objetivos también deberás seguir estas 3 sugerencias significativas:

1. Anotarlas

Al escribir tus objetivos te aseguras de que piensas en cada pequeño detalle y en cómo se actualizará cada tarea para lograr finalmente el objetivo. También garantiza que puedas recordar tus objetivos, ya que las investigaciones han demostrado una fuerte correlación entre la escritura y la retención de la memoria.

2. Haga un seguimiento de sus objetivos con regularidad

Es importante que hagas un seguimiento de tus objetivos con regularidad, semanal o mensualmente. Echa la vista atrás para ver de dónde vienes y observa esas pequeñas victorias que has necesitado en el camino. No des por sentados estos pequeños éxitos y en ningún caso dejes que pasen desapercibidos.

Cada vez que consigas alguno de estos objetivos, tu cerebro estará condicionado para centrarse en lo que más importa y empezar a conseguir más.

3. Visualizar

El otro consejo importante es que te imagines a ti mismo alcanzando los objetivos. Los estudios han demostrado que las partes motoras del cerebro se activan cuando realizas las tareas físicamente. En un estudio había dos grupos: uno que practicaba el piano físicamente y otro que lo hacía mentalmente.

Lo más interesante fue que los que practicaban a través de la visualización eran tan eficaces como los que practicaban físicamente. Esto significa que no es necesario practicar físicamente para mejorar en algo. Este estudio explica el poder de la visualización y tú también deberías usarla para mejorar en cualquier habilidad o lograr cualquier objetivo.

Deje de postergar sus objetivos

Muchas veces, tenemos resistencia a la acción y al cambio cuando más los necesitamos. Se requiere un poco de disciplina, pero los beneficios de dejar de aplazar las cosas son enormes.

Aplazar las cosas las hace más duras y temibles. No hay nada peor y más difícil que la persistencia de los trabajos inacabados. Es como un peso extra en tu hombro que no te permite disfrutar de lo que estás haciendo. Simplemente provoca estrés.

La mayoría de las veces te darás cuenta de que las cosas que procrastinaste se pueden realizar muy rápidamente con la ventaja de que posteriormente te sentirás mucho más ligero y te olvidarás de ello.

Procrastinar es evitar algo que debería hacerse. Es posponer las cosas con la esperanza de que mejoren sin hacer realmente nada al respecto. El problema es que la mayoría de las veces las cosas no mejoran por sí solas, sino que empeoran.

Muchas veces, el motivo de la procrastinación es el miedo. Otra fuente es el sentimiento de agobio.

Estás procrastinando cuando...

- ...sin hacer nada en lugar de lo que se supone que debes hacer.
- ...haciendo algo menos importante que lo que deberías hacer.
- ...haciendo algo más significativo que lo que debemos hacer.

La clave para empezar es simplemente eso. Empezar. Normalmente, al empezar, se crea el impulso suficiente para continuar. Simplemente, concéntrese en dar el primer paso. Y luego otro. Y otro más. Estos pequeños pasos se sumarán a los resultados con bastante rapidez.

La única diferencia entre las personas que alcanzan sus objetivos y las que no lo hacen, entre las personas que tienen éxito y las que no lo tienen, es una cosa: pasar a la acción. Dentro de un año te agradecerás haber empezado ahora.

La única diferencia entre lo que quieres ser y lo que eres ahora es lo que haces a partir de ahora. Tus actividades te llevarán allí. No será fácil. Habrá dolor, necesitarás fuerza de voluntad, dedicación, paciencia y deberás tomar algunas decisiones desafiantes. Incluso puede que tengas que dejar marchar a algunas personas. Muchas veces será mucho más fácil rendirse.

Tendrás la tentación de abandonar varias veces, pero recuerda una cosa: cuando alcances tu objetivo merecerá la pena todo el sacrificio. "¿Merece la pena dejarse bombardear y perder el sueño por un trabajo que podría haber completado en un par de horas?" El mejor momento para empezar cualquier empeño es siempre AHORA!

Reuniendo todas estas sugerencias podrás planificar y cumplir tus objetivos, aumentando también tu confianza.

Capítulo 10

Cómo afrontar y superar un fracaso

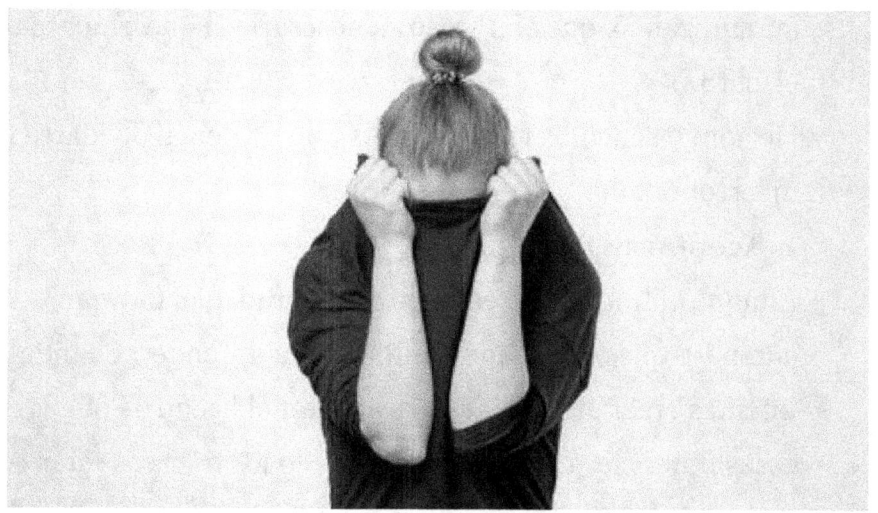

A menudo las cosas no salen bien. Cometes un error, tienes un contratiempo o simplemente fracasas. No es divertido. Pero tampoco puedes evitarlo si no evitas hacer nada. Así que es necesario aprender a manejar estas situaciones evitando dejarse arrastrar por la negatividad.

"No importa SI te caes, ni POR QUÉ, sino CÓMO REACCIONAS a las caídas"

El fracaso es una condición esencial para cualquier gran éxito. Si quieres triunfar rápidamente, empieza a coleccionar fracasos desde ya.

¿Has visto alguna vez cómo un niño aprende a caminar o a montar en bicicleta?

Tropezar y caer innumerables veces antes de alcanzar la ansiada meta.

Los niños nos muestran que los errores son oportunidades de aprendizaje. Y que el fracaso es necesario si queremos alcanzar el éxito.

He aquí 9 sencillos recordatorios que no deben olvidarse tras un error o fallo.

1. Aceptar el fracaso

Aunque el fracaso es realmente desagradable, hay que entender que es una oportunidad para aprender. Cuando intentas crear algo, tienes que aceptar el hecho de que las cosas nunca serán perfectas, y por eso los fracasos están destinados a ocurrir de vez en cuando.

De cada fracaso, pregúntate qué puedes aprender de él y qué harás de forma diferente la próxima vez. Esto le permitirá aplicar las estrategias adecuadas en su próximo proyecto para asegurarse de que estas cosas no vuelvan a suceder. Una de las mayores lecciones que puedes aprender es cómo fracasar con elegancia. De este modo, conseguirás aprender las lecciones necesarias para potenciar tu capacidad de innovación.

2. No hay éxito sin fracaso.

Una persona que no comete errores podrá alcanzar pocas metas en su vida. No es una paradoja: sólo los que tienen el valor de arriesgarse y cometer errores pueden llegar lejos. Los que tienen miedo a equivocarse serán cuidadosos y probablemente nunca fracasarán, pero no llegarán lejos.

Es preferible tener una vida llena de pequeños fracasos de los que extraer importantes lecciones, que una vida llena de arrepentimientos por no haberlo intentado siquiera.

3. Acepta tus emociones.

No eres un esclavo de tus emociones, aunque a veces lo parezca. Eres el único responsable de tus propias emociones. No son los demás los que causan tus emociones; es tu respuesta a lo que los demás hacen o dicen.

Tus emociones provienen de tus ideas, y ya has aprendido que puedes entrenarte para controlar tus propios pensamientos. Una emoción es un poder en movimiento, una respuesta física a un pensamiento.

No tienes que tener miedo de tus propias emociones. Forman parte de ti, pero no son tú. Las emociones son simplemente eso, y cada emoción tiene su propia función.

No hay nada terrible en estar triste, frustrado, enfadado o envidioso de vez en cuando, pero en cuanto notes que este tipo de emoción se cuela en tu interior, analiza de dónde viene. Conviértete en un observador y mira a dónde te llevan tus emociones. Obsérvalas como las nubes en un cielo azul. Acéptalas como si aceptaras los días de lluvia. Cuando miras por la ventana y llueve, aceptas que la lluvia forma parte del clima meteorológico, ¿verdad? -- Sabes que no significa que vaya a llover todo el tiempo. Que aparezcan en un momento del tiempo no significa que vayan a estar ahí siempre.

Aprende a manejar tus emociones, es decir, a percibirlas, utilizarlas, comprenderlas y gestionarlas. Se hace de la siguiente manera:

1. Percibir y expresar las emociones y permitirse sentirlas.
2. Facilitación de los sentimientos. Pregúntate cómo puedes sentir una emoción diferente.
3. Entiende que la emoción está surgiendo. Siempre hay un motivo y una creencia inherente.
4. Modificación emocional. Entiendes la razón por la que se sintió la emoción.

Gestionar tus emociones tiene enormes ventajas: Te recuperas más rápido y mejor de los problemas e inconvenientes. Eres capaz de evitar que esas ansiedades se acumulen para arruinar tus relaciones. Regulas tus impulsos y emociones contradictorias. Mantienes el equilibrio y la calma incluso en los momentos cruciales.

Que el día de hoy sea doloroso no significa que el día de mañana no vaya a ser estupendo. Sólo tienes que perseverar y no rendirte. Las mejores cosas suelen ocurrir cuando menos te lo esperas. Y mientras tanto, intenta sonreír, valdrá la pena el esfuerzo.

4. El pensamiento positivo crea resultados positivos.
Si no te gusta algo, cámbialo. Si no puedes cambiarlo, cambia tu forma de pensar, mira la realidad desde otra perspectiva. Siempre hay un ángulo desde el que las cosas se ven más

halagüeñas, más positivas. No llorar sobre ti mismo es una elección que está completamente en tus manos.

Winston Churchill dijo: "El éxito es pasar de un fracaso a otro sin perder el entusiasmo". La mente debe creer que puede hacer algo antes de poder hacerlo realmente. El pensamiento negativo crea resultados negativos, es cierto, pero lo contrario también es cierto: el pensamiento positivo crea resultados positivos.

5. El éxito siempre está más cerca de lo que parece.

Haz de tus errores y fracasos tu motivación, no tu excusa. Los errores te enseñan lecciones importantes. Cada vez que cometes uno, estás un paso más cerca de tu objetivo.

El único error que realmente puede perjudicarle es la elección de no hacer nada porque tiene demasiado miedo a equivocarse. El fracaso no es una caída hacia abajo, sino la emocionante carrera hacia arriba antes de un emocionante ascenso.

6. Tú no eres tus errores.

Junto con la vida no te han dado el libro de instrucciones. Acepta el hecho de que cometerás errores, como todo el mundo.

Tú no eres tus errores, no te identifiques con ellos: en cualquier momento tienes la oportunidad de dejar atrás tus errores, moldear tu realidad y decidir tu mañana.

Por muy complejo y doloroso que haya sido el pasado, el futuro es prístino, puro, una ventana abierta de par en par a tus éxitos: lo que hagas con él sólo depende de ti.

7. Las lecciones más importantes de la vida se aprenden en momentos inesperados.

No buscamos muchas de las mayores lecciones que aprendemos en la vida. En realidad, las lecciones más importantes las aprendemos en los peores momentos y de los mayores errores.

Así que sí, es cierto, a veces te equivocarás, pero no pasa nada. Cuanto más rápido aceptes este hecho, más rápido alcanzarás tus objetivos.

8. Los errores rara vez son tan graves como parecen.

Los fracasos, los errores y los contratiempos rara vez son tan relevantes como pueden parecer a primera vista. E incluso cuando lo son, nos dan la oportunidad de hacernos más fuertes.

Nunca hay que dejar que una sola nube oscura nos deje ver todo el cielo cubierto. El sol siempre brilla en algún lugar de tu vida. A veces basta con olvidar cómo te sientes, recordar lo que mereces y seguir adelante con una sonrisa.

9. Tienes la capacidad de crear tu propia felicidad.

Puedes decidir quedarte anclado en los errores del pasado, o puedes decidir crear tu propia felicidad para el presente y el futuro. La sonrisa es una elección, no un milagro. No cometas el error de esperar a que alguien o algo venga a ti para hacerte feliz.

Tú eres el principal responsable de tu propia felicidad. La paz interior comienza cuando decides no permitir que los acontecimientos y las situaciones externas controlen tus emociones.

10. La vida continúa.

Los errores son dolorosos cuando ocurren, pero años más tarde, esta colección de errores, llamada experiencia, será lo que te habrá llevado al éxito. De todos modos, todo lo que sale mal es experiencia. Tu mentalidad es el centro de tu éxito. Acoge siempre con una sonrisa las cosas buenas y malas que te ocurran durante tu vida.

Ama lo que tienes y agradece lo que has tenido. Perdónate a ti mismo y a los demás, pero no olvides. Aprende de tus errores, pero no te compadezcas de ti mismo. La vida es cambio, las cosas a veces van mal, pero la vida sigue. Y acompáñala con una sonrisa.

Capítulo 11
Construir su confianza social (superar la ansiedad social y ser a prueba de balas)

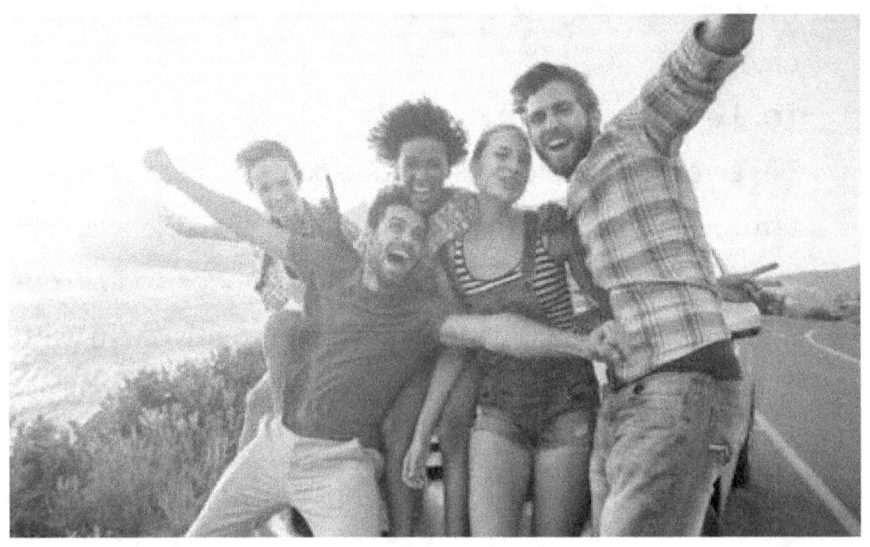

Todos queremos caerle bien a la gente, pero para ello tenemos que mejorar nuestra confianza social.

Saber cómo hacer nuevos amigos y sentirse seguro con desconocidos es muy importante para tu autoestima y tu bienestar emocional. Pero hay muchas cosas que pueden frenarte. Y entre los problemas más comunes en este sentido, está la ansiedad social.

¿Qué es la ansiedad social?

La ansiedad social es el miedo a ser juzgado y evaluado negativamente por los demás, lo que provoca sentimientos de inadecuación, inferioridad, timidez, vergüenza, humillación y depresión.

La ansiedad social impide a los individuos expresar sus ideas y su temperamento, por lo que suelen ser incomprendidos.

Las personas con trastorno de ansiedad social experimentan un importante malestar emocional en las siguientes situaciones:

- Ser presentado a otras personas;
- Ser objeto de burlas o críticas;
- Ser el centro de atención;
- Ser observado mientras se hace algo;
- Conocer a gente importante;
- La mayoría de los encuentros sociales, especialmente con desconocidos;
- Ir alrededor de la habitación (o mesa) en un círculo y tener que decir algo;
- Las relaciones interpersonales, ya sean de amistad o románticas;

Esta lista no es ciertamente una lista completa de síntomas, también se han asociado otros sentimientos a la ansiedad social.

¿De dónde viene la ansiedad social?

Los expertos de hoy en día se separan de algunas de las ideas de décadas anteriores al creer que la mayoría de los casos de trastorno de ansiedad social no surgen de un acontecimiento con efectos duraderos, sino que la ansiedad social es el resultado de una serie de causas probables diferentes. Estas pueden incluir tanto factores ambientales como genéticos. Estos son algunos de los factores más destacados que conducen al trastorno de ansiedad social.

1. Raíces genéticas

Se ha demostrado que el trastorno de ansiedad social es hereditario. Investigaciones recientes han demostrado que no se trata sólo de un comportamiento aprendido, sino que casi con toda seguridad tiene también un origen genético.

2. Amígdala sobre desarrollada

La amígdala es la parte del cerebro responsable de la respuesta al miedo. Cuando está sobre desarrollada conduce a una mayor tendencia al trastorno de ansiedad social.

3. Niveles desequilibrados de serotonina

La serotonina es una sustancia química cerebral clave que regula los estados emocionales. Cuando se desequilibra, el trastorno de ansiedad social puede ser el resultado final. Esto puede venir de causas naturales o haberse desequilibrado por el abuso de drogas o alcohol en el pasado.

4. Conflicto familiar

Un historial de conflictos familiares, especialmente a una edad temprana, es uno de los factores sociales más comunes que se conocen como causa del trastorno de ansiedad social.

5. Acoso escolar

El acoso escolar es uno de los factores ambientales que ha recibido mucha atención últimamente por ser conocido por agravar la Ansiedad Social de los jóvenes, a veces con resultados muy trágicos.

6. Historia de abuso sexual o maltrato extremo

El abuso sexual y otros malos tratos graves suelen conducir al extremo más grave del trastorno de ansiedad social. En muchos casos, este tipo de experiencias requieren múltiples niveles de terapia para resolver, en última instancia, no sólo el aumento de la ansiedad social, sino también los demás efectos de este trauma.

A veces, determinar su raíz puede ser difícil.

Afortunadamente, los métodos utilizados para curarla han demostrado ser eficaces respecto a

Cómo superar la ansiedad social mediante la reestructuración cognitiva

La reestructuración cognitiva, en esencia, significa que se está "reprogramando" la forma en que se interpretan los acontecimientos y la forma en que se piensa en los acontecimientos futuros.

La reestructuración cognitiva suele incorporar dos componentes principales. Se trata de la "impugnación del pensamiento" y la "comprobación de hipótesis".

Desafiar el pensamiento significa que vas a mirar las cosas que estás visualizando y las cosas que te estás diciendo a ti mismo y entonces vas a reestructurar tu mentalidad desafiando esas creencias - poniendo a prueba su validez.

Así, por ejemplo, puede que te digas a ti mismo que si hablas en público, la gente te ignorará y quedarás en ridículo. Pero ahora pregúntate lo siguiente:

- ¿Esas personas no son tus amigos?
- Y por lo tanto, ¿es realmente probable que te ignoren?
- Además, ¿importaría realmente?
- Si no son tus amigos, ¿vas a volver a verlos?
- ¿No es mejor al menos intentarlo?

Hoy en día, la probabilidad de ser condenado al ostracismo social y abandonado a su suerte en la naturaleza es muy improbable. Esto significa que es bastante seguro hablar en cualquier entorno, sin importar quién seas.

Y recuerda que tenemos la tendencia a inflar el riesgo y minimizar la recompensa. Así que sé honesto contigo mismo y racional y normalmente podrás reducir el miedo y la ansiedad.

La comprobación de hipótesis significa que vas a probar literalmente la teoría y demostrarte a ti mismo que no hay nada que temer. Demostrarte a ti mismo que no tienes que preocuparte de que se rían de ti.

Así que esto podría significar que dices intencionadamente algo estúpido, sólo para ver cómo reacciona la gente. O qué tal si vas a decir algo en público a propósito y luego tartamudeas.

Lo que encontrarás es que la mayoría de la gente es paciente y comprensiva y reaccionará simplemente esperando a que termines. Incluso te darán un gran aplauso de apoyo.

En resumen, la comprobación de hipótesis significa enfrentarse a tus miedos de frente y ver que no son tan malos. Y lo que es más, es que al enfrentarte repetidamente a tus miedos. Al ponerte repetidamente en escenarios aterradores, puedes llegar a insensibilizarte al miedo. Si sigues hablando en público, verás que con el tiempo lo normalizas y deja de ser un gran problema.

Puedes practicar esto de varias maneras:

- Entablar conversaciones con desconocidos siempre que sea posible
- Habla con los dependientes de las tiendas: ¡sé deliberadamente incómodo o extraño en los lugares a los que no tienes que volver!
- Pregunte a la gente por sus números
- Reclame si no está satisfecho con el servicio al cliente
- Asiste a clases de comedia, de interpretación o de canto. Cualquier cosa en la que tengas que actuar delante de la gente.

Haz todo esto y, con el tiempo, estarás cada vez más tranquilo. No tendrás la respuesta de lucha o huida cuando hables o actúes en público y, por lo tanto, te mostrarás mucho más seguro de ti mismo.

La gente asumirá que eso significa que tienes una fe absoluta en lo que haces, o que eres secretamente rico o estás increíblemente maduro. Pero en realidad, solo has aprendido a no preocuparte por las cosas pequeñas.

Cómo crear una buena primera impresión

Esto es especialmente importante porque esas primeras impresiones significan mucho. La forma en que se percibe a una persona cuando se la conoce por primera vez influye enormemente en la confianza, la estima y la importancia que se le atribuye.

Así pues, practique para causar una buena primera impresión. Eso significa caminar con pasos poderosos y estar radiante en la habitación y significa estrechar la mano con firmeza y propósito. Si quieres parecer seguro de ti mismo y causar la mejor primera impresión, hay pocas cosas peores que un apretón de manos flojo y húmedo.

1. Contacto visual

Otro componente clave para crear una buena impresión cuando se conoce a alguien por primera vez y transmitir confianza es mantener un contacto visual adecuado. Mantener el contacto visual sugiere que te sientes igual que la persona con la que hablas y te da más intensidad, te hace parecer más honesto y, en otras palabras, envía todas esas buenas señales sociales que queremos enviar.

Por lo tanto, trate de mantener un buen contacto visual pero sin ser espeluznante. Mantenga la mirada durante unos segundos, luego mire hacia otro lado mientras gesticula y vuelva a mantener la mirada. Y cuando hables frente a un grupo más grande, asegúrate de mirar alrededor del grupo y recuerda mantener el contacto visual con cada persona durante unos segundos.

2. Hablar más despacio

Una de las cosas que le ayudará a parecer más seguro al comunicarse es hablar más despacio. Cuando nos ponemos nerviosos, tendemos a acelerar, lo que puede hacer que nos tropecemos con nuestras palabras y parezcamos menos seguros de lo que decimos. Por supuesto, esto no es bueno. En cambio, si hablas más despacio, darás la impresión de ser alguien que sabe de lo que habla, que tiene confianza en sí mismo y que ha reflexionado sobre lo que dice. Como te das tiempo, también es menos probable que tartamudees o hagas pausas y necesites utilizar palabras de relleno.

3. Cuéntalo todo

Contar historias también transmite confianza. Y esto va unido a hablar más despacio.

Una de las razones por las que hablamos rápido cuando lo hacemos en público es para terminar más rápido. Hablamos rápido porque

   a) no nos gusta por naturaleza hablar en público y queremos que se acabe y...

b) no estamos seguros de que lo que decimos sea lo suficientemente convincente o interesante y nos preocupa que la gente deje de escuchar si no terminamos lo que decimos rápidamente.

Pero si cuentas una historia, esto sugiere que eres más natural cuando se trata de mantener la corte y entretener a una multitud. Sugiere que lo disfrutas y que tienes confianza en tu propia capacidad para entretener.

Y este efecto se nota aún más si se habla más despacio. No sólo en la forma de hablar, sino también en la forma de hacerlo. Es decir, si se prepara la escena, se hacen preguntas retóricas, se utilizan repeticiones y se crea suspense.

Esto es algo que la mayoría de las personas carismáticas pueden lograr enormemente y tiene un gran impacto cuando se hace bien. No te apresures a ir al grano, disfruta del momento, quédate y ten fe en lo interesante que eres.

Nadie es mejor que tú.

. ...y tampoco eres mejor que otros. Eres diferente. Eres fantástico, pero eso no significa que seas mejor que los demás. No implica que otros no puedan ser grandes, también, a su manera especial. Tu grandeza no quita la grandeza de los demás.

Nos han educado con la idea de que los que tienen un nombre, una posición social determinada o incluso más dinero son superiores a nosotros y debemos admirarlos.

Hoy en día todo va muy rápido. Los títulos y el estatus ya no significan tanto. Por ejemplo, hay mucha gente con un título universitario o incluso de doctorado que no tiene trabajo; por otro lado, algunas de las mejores empresas del mundo han sido construidas por personas que no terminaron la escuela o incluso el instituto.

Por un lado, los individuos pierden posiciones sociales mientras otros ascienden. Son diferentes, pero eso no significa que sean mejores que tú. Tenlo en cuenta.

Reconectar con los amigos para reforzar la confianza en uno mismo

Quizá pienses: ¿qué tienen que ver los amigos con la confianza en uno mismo? Todos tenemos momentos de dudas e inseguridades. Es muy común que nos sintamos ansiosos por nuestra apariencia.

A menudo te encuentras con la duda de si has dicho o hecho lo correcto en una situación determinada. A veces, se trata de algo tan insignificante como combinar tu vestido con el par de zapatos adecuado, o tu camisa con la corbata correcta.

Como cualquier otra persona, cuando no estoy seguro de estas cosas, recurro a mis amigos para que me den una segunda opinión. Una cosa que habrás notado es que ciertas personas juegan un papel muy importante en la construcción de nuestra confianza. Es a través de los amigos que podemos sacudir ese escepticismo o incertidumbre que tenemos sobre nosotros mismos. Es a través de ellos que podemos tomar mejores decisiones en la vida.

Estas son algunas de las formas en las que reconectar con los amigos ayuda a reforzar nuestra confianza:

Se alegran de su éxito

Si hay alguien a quien llamas cuando tienes una buena noticia que compartir, ese es tu amigo. Los amigos son uno de los primeros grupos de personas a los que podemos acudir cuando tenemos problemas, frustraciones o contratiempos. La razón principal es que se enorgullecen de lo que logramos. Son las personas que nos animan y creen en nosotros que podemos hacerlo. Saber que alguien te cubre la espalda te ayudará a afrontar cualquier cosa con mucha confianza.

Modelan nuevas formas de ser

Ningún hombre es perfecto, dice el refrán. Sin embargo, los amigos también tienen puntos fuertes y habilidades que les ayudan a desempeñarse mejor en lo que hacen. Tengo un amigo que conmueve al público con su discurso. En algún momento me pregunté si yo podría hacer lo mismo.

Con un modelo al que admirar, resultaba mucho más fácil avanzar hacia tu objetivo. Simplemente modelando su forma de dar un discurso, acabé mejorando. Lo mismo se aplica a ti; tener un amigo nos ayuda a ver cómo podemos utilizar sus puntos fuertes para mejorar nuestras áreas de debilidad.

Apoyan nuestros esfuerzos de crecimiento

¿Sabías que a veces lo único que se interpone entre tú y tu éxito es tu mentalidad? Pues ahora sí. La razón por la que tienes los pies fríos para ir tras esa idea de negocio es que tus pensamientos te dicen que no puedes hacerlo.

Sin embargo, cuando te rodeas de amigos positivos, ellos pueden ver en ti puntos fuertes que no sabías que existían. Eso te dará la motivación suficiente para intentarlo, y te darás cuenta de que sólo necesitabas un pequeño empujón para volar como un águila.

Nos limpian las lágrimas

En este viaje llamado vida, siempre habrá baches en el camino. Puede ser suspender un examen, perder un torneo, ser abandonado o, lo que es peor, perder a un ser querido. Sin embargo, cuando tienes amigos, tienes a alguien en quien apoyarte cuando estás deprimido.

Estarán ahí para darte una visión desde una perspectiva diferente. Aportarán mucho sol a tus momentos más oscuros.

Nos enseñan el valor del trabajo en equipo

La confianza no consiste en trabajar solo. Se trata de saber cómo recorrer el camino solo y cuándo recorrerlo con un equipo. A veces, cuando estás solo, puedes sentirte tímido e inseguro a la hora de ir a sitios o probar cosas nuevas o hacer cosas diferentes.

Sin embargo, si estás haciendo esas cosas con un amigo, se produce un repentino chapoteo de energía y te das cuenta de que puedes ser creativo. Esto te permite volar más alto de lo que habías soñado.

La verdad es que lo mejor de volver a conectar con los amigos es el hecho de que los sentimientos son recíprocos. Son las personas que comparten nuestros sueños, y nosotros podemos hacer lo mismo por ellos. Así pues, rodéate de verdaderos amigos y verás cómo eso repercute en tu actitud y en tu confianza para ir más allá de los límites.

Capítulo 12
Aumente su confianza en sí mismo con su lenguaje corporal

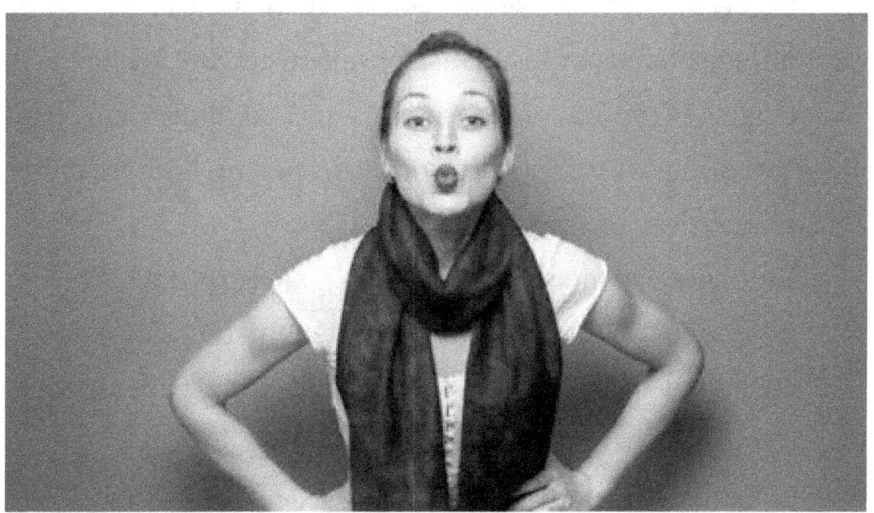

Su lenguaje corporal es una de las herramientas más importantes para transmitir su forma de sentir. A menudo se estima que la comunicación es un 70% no verbal o incluso más. En otras palabras, lo que dices con la boca es mucho menos importante que lo que dices con el cuerpo. Puedes hablar por hablar, pero si estás encorvado, transmitirás una sensación de ansiedad y poca confianza.

La buena noticia es que, aunque no te sientas seguro de ti mismo, practicar un lenguaje corporal seguro puede aumentar tu autoestima y hacerte sentir mejor.

Tu cerebro y tu lenguaje corporal se comunican entre sí constantemente. Y esta comunicación es bidireccional. Por un lado, tu lenguaje corporal refleja los pensamientos y sentimientos que tienes en tu mente. Pero al mismo tiempo, los pensamientos y sentimientos que tienes están influenciados por los mensajes que tu cerebro recibe de tu lenguaje corporal. Esto significa que, adoptando un lenguaje corporal positivo, puedes convertirte en un hombre más seguro de sí mismo.

Entonces, ¿cómo se arregla el lenguaje corporal?

Para saber cómo aprovechar este fenómeno psicológico, consulta los siguientes consejos sobre cómo generar confianza a través del lenguaje corporal.

1. Sonreír para ser feliz

Sonreír es quizá lo más seguro que puedes hacer. ¿Quieres parecer más seguro cuando caminas? Pues sonríe mientras caminas. ¿Quieres parecer más seguro cuando te acercas a personas del sexo opuesto en un bar? Sonríeles desde el otro lado de la sala y no sólo parecerás amistoso, sino que también te sentirás feliz de ser vulnerable, lo que también te hará parecer relajado y seguro de ti mismo.

Sonreír también nos hace sentir más seguros de nosotros mismos debido a un fenómeno psicológico conocido como "retroalimentación facial". Esto significa que a menudo nos sentimos como si tuviéramos una apariencia. Si sonríes, te sientes más feliz. Si sonríe, se sentirá más enfadado. La sonrisa, en particular, libera serotonina, que induce sentimientos de bienestar.

Aunque la sonrisa sea forzada, ¡sigue funcionando!

2. Postura

La comunicación del lenguaje corporal con el cerebro no se limita a los mensajes de la cara. En realidad, el cerebro recibe mensajes de todo el cuerpo para determinar cómo debe sentirse. Así que si quieres sentirte más positivo y seguro de ti mismo, también tienes que enviar mensajes de confianza desde el resto de tu cuerpo.

Para enviar esos mensajes, asegúrate de mantener la cabeza erguida, los hombros girados hacia abajo y hacia atrás, y la columna vertebral recta, como si hubiera una cuerda que tirara de la base de la columna vertebral hacia arriba a través de la coronilla. Al mismo tiempo, deja que tus músculos se relajen y concéntrate en respirar lentamente y profundamente en el vientre. Adoptar esta postura mientras respiras profundamente y relajas los músculos enviará señales de confianza a tu cerebro. Como resultado, empezarás a sentirte más relajado y seguro de ti mismo.

3. Caminar con confianza

La comunicación del lenguaje corporal de la que hemos hablado está siempre en juego, incluso cuando se camina. Nuestra forma de caminar dice mucho de nosotros y, si caminamos con energía, fuerza y orgullo, podemos parecer seguros, grandes y responsables antes de empezar a hablar.

Por el contrario, si caminamos encorvados y arrastrando los pies, pareceremos tímidos, retraídos y asustados.

Para caminar más alto, el truco que se suele describir es imaginar que un rayo de luz sale de tu pecho. Eso significa que caminas con el pecho ligeramente levantado y que debes sonreír y caminar con rapidez.

El problema es acordarse de hacerlo. La mayoría de nosotros ha estado caminando con bastante regularidad desde que teníamos... ¡bueno, un año de edad! Por lo tanto, es difícil dejar de lado esos años de entrenamiento arraigado y empezar a caminar de una manera totalmente diferente.

Una forma de evitarlo es buscar desencadenantes que te lo recuerden. Uno de los mejores es atravesar una puerta. La próxima vez que cruces un umbral, aprovecha para recordar ese truco y volver a sonreír.

4. Poses de poder

Al igual que la sonrisa puede actuar a la inversa para cambiar tus emociones, tu lenguaje corporal también influye en tu forma de sentir. Cuando tenemos confianza, tendemos a ocupar más espacio. Lo que quizá no sepas es que cuando ocupas más espacio, te hace sentir más seguro de ti mismo. ¿Por qué? Porque desencadena una descarga de la hormona testosterona, que es la principal hormona masculina y también un neurotransmisor que aumenta la agresividad y la asertividad.

Así, los psicólogos han conseguido encontrar lo que se conoce como posiciones de poder. Se trata de posiciones que puedes realizar con tu cuerpo y que te harán sentir instantáneamente más seguro y en la cima del mundo.

La más conocida es la posición de victoria. Basta con poner las manos sobre la cabeza en forma de V, como cuando se cruza la línea de meta victorioso en una carrera. Se trata de una posición universal y es algo que la gente hace en todas las culturas, incluso se cree que los simios utilizan esta señal para demostrar la victoria y el éxito.

Y, al parecer, provoca un aumento inmediato de la testosterona. Así que la próxima vez que estés a punto de hacer una entrevista o de tener una cita, prueba a ir primero al baño y a practicar algunas posturas de poder.

5. Abre tu lenguaje corporal

Otra forma de que la comunicación del lenguaje corporal envíe mensajes de confianza a tu cerebro es manteniendo tu lenguaje corporal abierto. Mantén los brazos a tu lado y no los utilices para cubrirte (evita cruzar los brazos o sostener una bebida sobre el pecho). Cruzar los brazos es una postura defensiva y envía señales al cerebro de que es necesario protegerse. Sin embargo, si mantienes los brazos a un lado, le dices a tu cerebro que no tienes nada que temer.

Además de mantener los brazos sin cruzar, no cruces las piernas cuando estés de pie. En lugar de ello, colócate con las piernas separadas (a la anchura de las caderas y de los hombros) y mantén una base fuerte y sólida. No tengas miedo de ocupar un poco de espacio y adueñarte realmente del espacio que te rodea. Adoptar este tipo de lenguaje corporal comunica sentimientos de fuerza y poder directamente a tu cerebro.

Otro truco de lenguaje corporal es intentar apoyarse en las cosas. Si te apoyas en una pared, esto transmite propiedad. Del mismo modo, si se toca a alguien en el hombro, se transmite una especie de propiedad que también se traduce en confianza.

6. Gesticule

Hablando de las personas más carismáticas, la ciencia también tiene algo que decir sobre este tema.

En los estudios, se ha demostrado que las personas calificadas como más carismáticas, también tienden a gesticular más.

La gesticulación significa hablar con las manos, significa estar animado y señalar, gesticular y pasear mientras se habla. Y la razón por la que se asocia con la confianza y el carisma es porque nos hace parecer más comprometidos con lo que estamos diciendo. Ahora nuestro lenguaje corporal y nuestras palabras son congruentes y nuestra pasión puede, por tanto, sentirse en la sala.

Cuanto más gesticules mientras hablas, más apasionado y enfático parecerás en lo que estás diciendo. Y esto es muy atractivo e impresionante: ¡hace que los demás también lo perciban como más atractivo e interesante!

Evitar el lenguaje corporal negativo

Tu cerebro no sólo capta las señales de comunicación positivas del lenguaje corporal. También capta las negativas. Por lo tanto, si te permites un lenguaje corporal negativo e inseguro, le estás comunicando a tu cerebro que debes sentirte negativo e inseguro. Los sentimientos negativos surgirán y se reforzarán cada vez que mantengas un lenguaje corporal negativo.

Así que no se limite a adoptar el lenguaje corporal positivo y seguro mencionado anteriormente, sino que procure evitar el lenguaje corporal opuesto. Si te sorprendes a ti mismo frunciendo el ceño, encorvando los hombros, arrastrando los pies o haciéndote el "pequeño", toma nota y adopta inmediatamente el comportamiento opuesto. Esto te ayudará a despertar sentimientos más positivos y a salir gradualmente de ese estado de ánimo negativo.

No te preocupes por nada

Moverse de un lado a otro es un claro signo de nerviosismo. Un hombre que no puede mantenerse quieto es un hombre preocupado, tenso y ciertamente no confiado. Tus manos pueden ser tus peores enemigos: lucha por mantenerlas quietas y firmes. Puedes hablar con las manos, pero mantén tus gesticulaciones tranquilas y bajo control. Además, cuando estés sentado, evita esa rápida vibración de las piernas que hacen algunos hombres (no querrás parecer un perro al que le frotan la barriga).

Cuando estamos nerviosos o estresados, todos nos apaciguamos con algún tipo de comportamiento no verbal: Nos frotamos las manos, hacemos rebotar los pies, tamborileamos con los dedos sobre el escritorio, jugamos con nuestras joyas, nos revolvemos el pelo, nos inquietamos... y cuando hacemos cualquiera de estas cosas, quitamos inmediatamente credibilidad a nuestras declaraciones.

Capítulo 13
Cómo conseguir un físico que te dé confianza

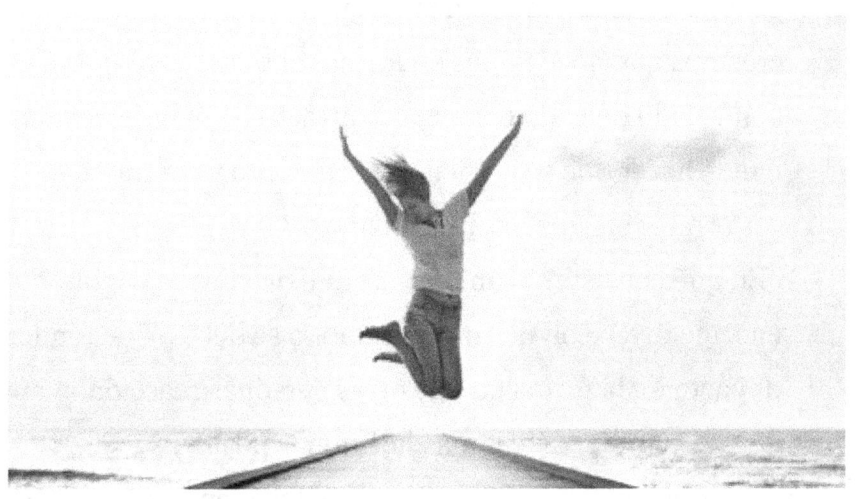

Las mejores formas de mejorar tu confianza son las que ya hemos comentado. Éstas abordan las causas profundas de la baja autoestima y te ayudan a entrenar las respuestas de pánico y ansiedad.

Eso significa superarse a sí mismo, encontrar modelos de conducta, recordar las interacciones positivas y los éxitos, rodearse de las personas adecuadas, afrontar los miedos y practicar la sociabilidad. Por último, encuentra tu pasión e invierte en ella, sin preocuparte por lo que piensen los demás. Todo esto contribuye en gran medida a mejorar tu estima
Pero, mientras tanto, eso no quiere decir que no haya cambios más pequeños y fáciles que puedas hacer para aumentar tu

estima. Y a veces, esto significa centrarse en el aspecto externo. Significa observar aspectos superficiales de ti mismo con los que tal vez no seas feliz.

Muchos de nosotros tenemos una baja autoestima principalmente porque no nos gusta nuestro aspecto o porque creemos que no estamos en forma. Si tienes sobrepeso, estás demasiado delgado o eres poco atractivo por convención, esto puede hacer que sea difícil pasar por alto y centrarse en las cosas que sí te gustan de ti mismo.

¿En qué consiste? Transformar tu físico puede suponer una enorme inyección de confianza. Esto se debe a que tendrá un impacto en la forma en que otras personas reaccionan ante ti, llenará tu sistema con más hormonas positivas y neurotransmisores para que te sientas bien contigo mismo y significará que puedes cuidarte físicamente.

Entonces, ¿cómo hacerlo? Así que vamos a arreglar estos dos aspectos, ¿de acuerdo?

El mejor físico

Para conseguir el tipo de físico que le haga sentirse muy seguro de sí mismo, tiene que centrarse en un físico estético. Tanto si eres hombre como mujer, quieres un cuerpo con el que te sientas bien y que se haga notar incluso a través de la ropa.

En el caso de los hombres, eso significa centrarse en el físico de triángulo invertido. Eso significa hombros anchos, brazos grandes y una cintura estrecha. Esto te hace parecer físicamente intimidante y es una forma que las mujeres tienden naturalmente a encontrar atractiva.

En el caso de las mujeres, significa desarrollar la relación entre la cadera y la cintura. Esto sugiere un material genético fuerte. También deben tratar de desarrollar un físico tonificado para que sean proporcionadas a la vez que delgadas.

En ambos casos, la mejor manera de lograrlo es con una combinación de entrenamiento de resistencia y entrenamiento cardiovascular. Y eso puede significar incluso combinar los dos de una manera que se conoce como entrenamiento concurrente.

La cuestión es que no debes centrarte simplemente en una u otra cosa. Los hombres que sólo se centran en las pesas se arriesgan a parecer fuertes mientras siguen teniendo barriga. Las mujeres que sólo se centran en la CV descubrirán que no queman grasa tan rápidamente como lo harían si la combinaran con las pesas. Y de hecho, las mujeres que hacen sentadillas están tan bien proporcionadas que se ha convertido en un meme.

El estilo para las mujeres

Cuando se trata de la forma de vestir hay que tener en cuenta algunas cosas. En eso consiste la "moda". No puedes descartar las reglas de la moda porque seguir la moda demuestra que sigues las normas y convenciones sociales, que sabes lo que está de moda ahora mismo y que estás al día. Estar fuera de la moda sugiere que eres un poco despistado o que estás tan metido en tu propio mundo que no te has dado cuenta de que los bengalas pasaron de moda en los años 70.

No es necesario ser un esclavo de la moda, pero es muy aconsejable demostrar cierta comprensión de lo que está de moda en este momento.

Pero, al mismo tiempo, debes tener tu propio estilo y estar dispuesto a asumir riesgos medidos de vez en cuando.

Es la interacción entre la moda y el estilo. El estilo es la parte en la que te arriesgas, en la que demuestras tu propia personalidad y en la que tienes la suficiente confianza para ir a contracorriente. Pero todo debe hacerse dentro de las reglas de la moda.

La función más importante de tu ropa es hacer que te veas increíble. Y esto significa vender tus mejores rasgos físicos para asegurarte de que pareces un buen partido genético.

Encontrar tu propio estilo es una forma estupenda de sentirte más seguro con la ropa que llevas. Busca la inspiración en las revistas de moda, los catálogos y tus amigos y socios con estilo, pero luego crea un look totalmente tuyo.

Tanto si prefieres un look entallado como un estilo bohemio hippie, lo que te haga sentir cómoda contigo misma es la elección correcta.

Hay ocasiones en las que tendrás que ignorar ese estilo personal y llevar la ropa adecuada para una determinada ocasión. Cuando te enfrentes a un evento de este tipo, o incluso si tienes que hacerlo todos los días por tu trabajo, busca la manera de hacer que el vestido requerido te sirva, quizás añadiendo tu propio estilo con accesorios sutiles. Y si no se te ocurre cómo sentirte cómoda con un esmoquin o con el vestido de dama de honor verde lima que eligió tu amiga, saca pecho del hecho de que todos los que te rodean sienten lo mismo.

Cuando se trata de ropa, lo más importante es llevar prendas que te hagan sentirte seguro y evitar todo lo demás. Si tienes una camisa que se te pega al estómago y te hace sentir increíblemente gordo, entonces la respuesta obvia es no llevar más esa camisa. Demasiadas personas seguirían llevando esa camisa y sentirían que su confianza en sí mismos disminuye cada vez que se la ponen. Busca prendas que se adapten a tu tipo de cuerpo y a tus mejores atributos naturales. Si no estás seguro de cómo hacerlo, pregunta a tu amigo o familiar con más estilo o busca una tienda de ropa completa.

Si crees que tu tipo de cuerpo te impide lucir lo mejor posible, tal vez no estés tomando las mejores decisiones. No te avergüences de comprar en el departamento de "Mujeres", en la sección "Petite" o en una tienda "Big and Tall" si es ahí donde encontrarás la ropa que mejor te sienta. Si estás acostumbrado a comprar tu ropa en tiendas de descuento, invertir en algunas piezas más caras pero de alta calidad puede resultar en un mejor ajuste debido a la mejor artesanía.

Las prendas de sujeción, como las medias de control, pueden mejorar tu silueta y la forma en que te sientes.

Las joyas pueden contribuir a un look elegante. Selecciona piezas que complementen y encajen con el estilo que has elegido. No te olvides de otros detalles cuando elijas los accesorios. Un sombrero elegante o un par de zapatos divertidos pueden aportar el toque final.

Las gafas son otro problema cuando se trata de accesorios. Algunas personas odian la idea de llevar gafas porque creen que tienen un aspecto demasiado libresco o les hace sentir mayores por necesitar gafas de lectura. Las lentes de contacto o la cirugía ocular con láser pueden ser una opción adecuada si la idea de llevar gafas es tan odiosa y perjudicial para la confianza en uno mismo. Por otra parte, algunos aprovechan la necesidad de llevar gafas para mostrar su sentido de la moda. Eligen monturas elegantes o modernas que complementan su rostro y mejoran la confianza en su aspecto general.

Ahora bien, seguro que te encuentras con gente por el camino que sólo quiere hundirte. Puede que se burlen de tu estilo personal o de tu falta de ropa de diseño o de cualquier otro detalle que se les ocurra para sentirse mejor con ellos mismos. Debes saber que esto va a ocurrir y prepararte para ello. Tanto si quieres crear respuestas ágiles con antelación como si sólo quieres prepararte para un insulto, estar preparado evitará que las palabras de odio calen y afecten a tu forma de vestir. Si te enfrentas a estos ataques con regularidad, puede que sea el momento de buscar un nuevo grupo de amigos, alejarte de la situación o cualquier otra cosa que te haga más feliz.

El dicho "la ropa hace al hombre" puede ser cierto o no, pero con las elecciones adecuadas, la ropa puede hacer o deshacer la confianza en uno mismo.

Cuerpo

En cuanto a tu cuerpo, ¡realmente no hay espacio en este libro para repasar todo un programa de entrenamiento!

Pero primero, reconoce la importancia de invertir tiempo y esfuerzo en tu físico. Es una de las señales sociales más destacadas que emitimos y una de las formas más poderosas de hacernos sentir más seguros y exitosos.

No sólo eso, sino que ser físicamente superior a tu interlocutor te infundirá una confianza infinita.

A fin de cuentas, esto es lo que suele ocurrir. Si eres más poderoso que tu interlocutor, podrás vencerlo en una confrontación física. Así, si no les gusta lo que dices y te desafían, podrás ponerlos en su lugar físicamente si es necesario. Y eso significa que tendrás ventaja en cada conversación. Sobre todo si tu físico comunica este hecho.

Lo básico que hay que saber para ponerse en forma:
- Entrenar 3 veces por semana suele ser suficiente para mejorar drásticamente tu tamaño y fuerza

- El cardio de resistencia es un método increíblemente potente para la pérdida de peso y la recomposición del cuerpo - esto significa realizar el ejercicio de cardio mientras hay un peso de algún tipo contra ti
- La dieta es tan importante como el ejercicio. Controla tus calorías y consume más de las que quemas para aumentar tu talla o menos de las que quemas para perder peso.
- Comer más proteínas para ganar músculo
- Ir a una clase o algo así puede ayudar a estructurar tu recomposición y hacer el entrenamiento más divertido
- En particular, eso significa algo como una clase de baile o de artes marciales. Esto tiene la ventaja añadida de que te hace más funcional, lo que significa que la fuerza es utilizable
- Para transmitir tamaño y potencia, debe poner énfasis en los hombros, el pecho y los brazos. El press de banca inclinado es uno de los mejores ejercicios que puedes hacer.
- Para las mujeres, la sentadilla o el swing con kettlebell son fantásticos para desarrollar las proporciones más deseables

Capítulo 14

Conocer su misión

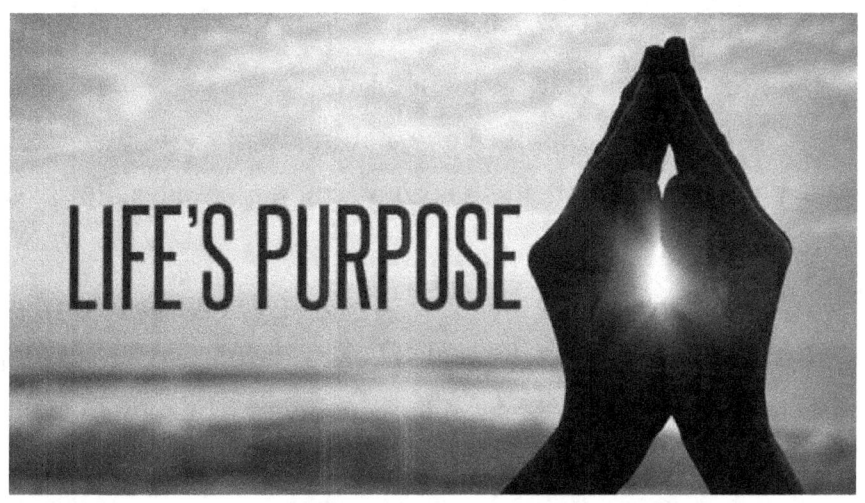

Todos esos consejos te ayudarán a aumentar enormemente tu confianza. Pero nada es tan poderoso como el siguiente consejo: conoce cuál es tu misión. Saber cuál es tu pasión. Ten algo por lo que te sientas realmente ilusionado y por lo que quieras levantarte cada mañana.

Nuestra autoestima y nuestra confianza están vinculadas al éxito que tenemos y a lo buenos que somos en las cosas que nos importan. Esto puede significar que nuestra autoestima está ligada a cómo sentimos que nos desenvolvemos en los entornos sociales porque eso es lo que nos importa.

Pero ahora imagina que eres un nadador profesional. La natación es tu pasión. Así que, en las interacciones sociales, te preocupa menos lo que piensen los demás porque la natación es lo que te importa y sabes que eres bueno nadando.

Tener una "cosa" como esta puede darte una sensación de propósito, de éxito y de valía. Y puede hacerte socialmente "intocable" de muchas maneras diferentes.

Y esto también significa que, naturalmente, eres más tú mismo y evitas naturalmente esas convenciones sociales. Porque estás siguiendo tu pasión.

¿No es de extrañar que te sientas poco seguro de ti mismo en el trabajo cuando éste es algo que no te interesa y para lo que no sientes que eres especialmente bueno? Imagínate que siguieras tu corazón y te dedicaras a algo que realmente te apasiona: ¡tendrías mucho más entusiasmo y confianza en tus propias capacidades!

Carisma

¿Y sabes qué? Ser absolutamente apasionado por algo también es algo que se sabe que da carisma a las personas.

El carisma es lo que ocurre cuando hablamos con alguien que parece embelesarnos por completo en lo que dice. Nos colgamos de cada una de sus palabras porque son tan magnéticas y convincentes.

Y resulta que las personas más carismáticas son las que más gesticulan, las que más caminan y las que más utilizan su lenguaje corporal.

¿Y adivina qué es lo que hace que lo hagas más? Sentir una gran pasión por lo que estás hablando. Porque cuando alguien habla con pasión y fuego, su lenguaje corporal se vuelve naturalmente congruente con lo que está diciendo. Y se entusiasma tanto y se entusiasma tanto con su tema que no puede evitar que su cuerpo exprese lo que está diciendo.
Y la gente no puede dejar de mirar porque es muy atractiva y porque puede captar esa increíble convicción.

Estar en flujo

Es más, estar muy apasionado por algo nos pone en un estado llamado "flujo". El flujo es una especie de versión más positiva de la respuesta de lucha o huida. Es lo que ocurre cuando estamos tan concentrados en lo que hacemos y cuando lo sentimos tan importante, que todo lo demás en el mundo parece "desaparecer".
El córtex prefrontal se apaga de nuevo y esto elimina esa voz molesta. Al mismo tiempo, nuestro cerebro se llena de serotonina y anandamida (hormonas de la felicidad) junto con hormonas de alerta como la dopamina, la adrenalina, etc.
En resumen, te fijas completamente no porque tengas miedo por tu vida, sino porque estás inspirado. Y esto es lo contrario de la falta de confianza. Los estados de flujo hacen que las conversaciones fluyan sin problemas, mejoran nuestras reacciones y nos hacen magnéticos.

Así que encuentra lo que te gusta hacer, pasa más tiempo haciendo eso y entonces tendrás una misión. Tendrás un propósito. Y pasarás grandes cantidades de afluencia y hablarás de forma animada y atractiva. La confianza fluirá de forma natural a partir de eso.

Cuando te apasiona de verdad algo que haces y confías en tu capacidad para ello, no tienes necesidad de intentar impresionar a la gente, de sobre compensar, etc. En cambio, puedes ser feliz sabiendo que lo que realmente te importa va bien. Que tienes motivos para tener confianza.

Ahora no es necesario que intentes "encajar" y no hay razón para que no puedas ser amable, generoso y compartir con las personas que conoces en otros ámbitos de la vida.

Conclusión

Ahora tienes la imagen completa y, con suerte, has aprendido mucho sobre lo que te hace funcionar, sobre el origen de tus propias ansiedades y sobre cómo puedes transformarte en una versión más segura, social y feliz de ti mismo.

Aunque es fácil leer sobre ellos, si no tomas medidas, la información que has reunido no tendrá sentido.

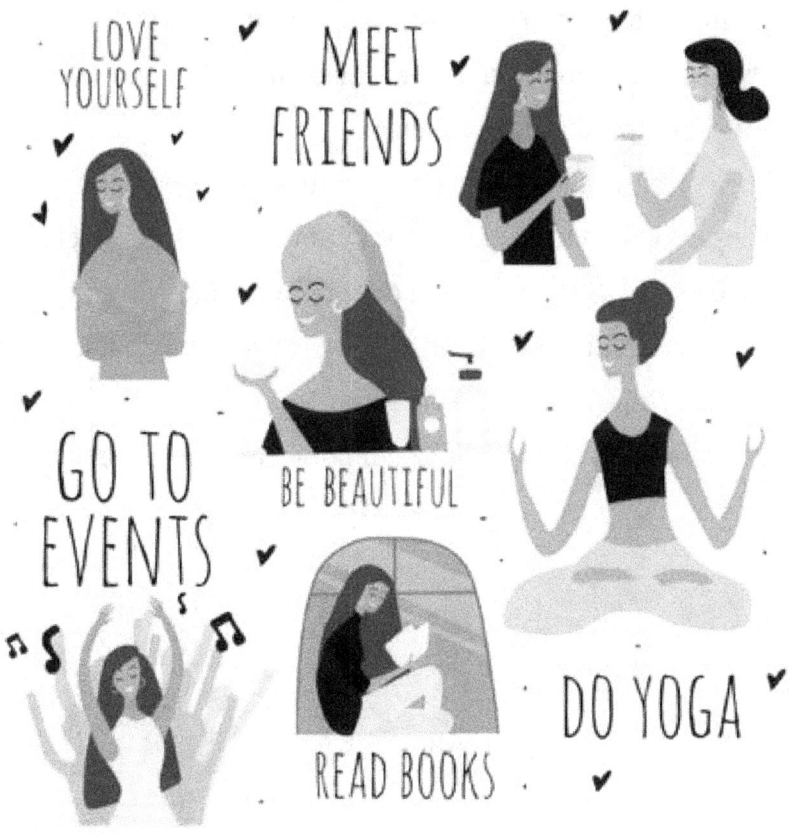

El esfuerzo que realices para superar tus creencias limitantes y aumentar tu confianza te diferenciará de todos los demás que desean más pero aún no han dado los pasos necesarios para avanzar.

Aunque te sientas asustado por esta acción, es importante recordar que todo el miedo que experimentas está en tu mente. Puedes superarlo. Sólo hace falta un pequeño empujón de tu fuerza de voluntad para ponerte en marcha.

Tómate un tiempo para pensar en qué técnicas sencillas de confianza puedes empezar a poner en práctica hoy mismo. A menudo es mucho más fácil elegir una técnica y dominarla antes de pasar a la siguiente.

La confianza, o la falta de confianza en tu caso, no se desarrolla de la noche a la mañana, así que ten paciencia con el proceso. Sea cual sea el camino que elijas tomar, estarás un paso más cerca de alcanzar tu objetivo final de aumentar tu autoestima y reforzar tu confianza, para que finalmente puedas empezar a vivir la vida que siempre has soñado.

www.ingramcontent.com/pod-product-compliance
Lightning Source LLC
Chambersburg PA
CBHW070914080526
44589CB00013B/1294